Caducidad de los alimentos

A mi madre

Caducidad de los alimentos

Segunda edición

C. M. Dominic Man

Traducido por

Blas Borde Lekona

Veterinario por la Universidad de León

Máster en Tecnología Alimentaria por la Universidad de Reading

Editorial ACRIBIA, S.A.

ZARAGOZA (España)

Título original: Shelf Life, Second Edition

Autor: C. M. Dominic Man

Editorial: John Wiley & Sons, Ltd
The Atrium
Southern Gate, Chichester
West Sussex, PO19 8SQ, UK

I.S.B.N.: 978-84-200-1181-3

www.editorialacribia.com

IMPRESO EN ESPAÑA PRINTED IN SPAIN

Depósito legal: Z-639-2018 Editorial ACRIBIA S.A.- Royo, 21 - 50006 Zaragoza (España)

Imprime: PODIPRINT 2018

Nota del traductor

La primera edición original de este libro, *Shelf Life*, se tradujo como *Caducidad de los alimentos* para la versión en castellano publicada por Editorial Acribia en 2004. Se consideró que una traducción literal «vida útil», no era lo suficientemente específica.

Hoy en día, la situación es distinta y el concepto de «vida útil» de un alimento es ampliamente utilizado y conocido. Sin embargo, es conveniente hacer una aclaración: «vida útil» no aparece en las versiones correspondientes del Reglamento (UE) nº 1169/2011. La expresión que figura en dicho Reglamento es la de «duración mínima» que se aplica a todos los alimentos en general, salvo a los microbiológicamente muy perecederos que deberán utilizar «fecha de caducidad». Para la «duración mínima» se utilizará el término «consumir preferentemente» (*best before* en inglés) y para el resto se incluirá la indicación «fecha de caducidad» (*use by* en inglés).

A pesar de todo, popularmente lo que más se utiliza es el término «caducidad», independientemente de lo perecedero o no que sea el alimento.

Índice de contenido

Prefacio a la segunda edición

Han pasado más de diez años desde que se publicó por primera vez este libro. En este tiempo, la «vida útil» de los alimentos se ha hecho más importante que nunca. Animado principalmente por mis alumnos, antiguos y actuales, y editores, se ha planteado en cierta manera con retraso, actualizar este libro, labor que no ha sido sencilla por causa de los muchos cambios que han tenido lugar en la legislación alimentaria de la Unión Europea. Sin embargo y por otro lado, la revisión del libro se ha visto facilitada por la enorme cantidad de trabajos publicados, interesantes y de gran calidad, relacionados con la vida útil que están disponibles en estos tiempos.

La intención de esta nueva edición es la misma que la de la anterior, ser un libro conciso y rápido de referencia para los ocupados profesionales de la industria alimentaria, que tienen como responsabilidad establecer y gestionar la vida útil de sus productos. Espero sinceramente que los estudiantes y recién graduados de tecnología y ciencias alimentarias, así como de disciplinas afines, encuentren útil este libro como fuente de información general y sucinta sobre la materia y además, puede en otras ocasiones indicarles dónde encontrar información más detallada.

Agradezco a mis estudiantes y editores por animarme a realizar y completar esta revisión, sin su ánimo y cariño, la vida útil de este libro no se habría ampliado nunca.

C. M. Dominic Man
South Bank University
Londres

Prefacio a la primera edición

El hecho de que, en la sociedad actual, la vida útil de los alimentos preocupa a todos los implicados en la elaboración, procesado, distribución, venta y consumo de alimentos, no puede ser negado. Por ello ha sido un gran honor verme implicado en la elaboración de este libro.

Manteniéndose dentro del objetivo general de Food Industry Briefing Series (Manuales para la Industria Alimentaria), la intención de este libro es servir de referencia rápida y concisa a los profesionales de la industria alimentaria, habitualmente ocupados, en especial a los que trabajan en pequeñas y medianas empresas, que tienen la responsabilidad de calcular y gestionar la vida útil de sus productos. Este libro también está dirigido a estudiantes en ciencias alimentarias, tecnología de los alimentos y similares. Los recién licenciados que estén trabajando en su primer trabajo como tecnólogos de alimentos, puede que encuentren este libro válido como recordatorio de lo que han aprendido.

Este libro fue elaborado durante un periodo de tiempo difícil para el autor, tanto en el aspecto profesional como personal. Quisiera agradecer a mi familia por su amor y apoyo que me han servido de sustento a lo largo del tiempo. También, quiero agradecer a Nigel Balmforth, el editor, por no dejarme de lado y por sus sabios consejos y paciencia excepcional. Mi gratitud de todo corazón se dirige a Rosa Pawsey y Michael Hoffmann, que rápidamente leyeron y comentaron, amablemente, el borrador. La revisión de tantos artículos de tan alta calidad, en los que se basa mayormente este libro, ha sido una actividad excitante y gratificante, y una lección de humildad. Espero sinceramente que los lectores encuentren útil la lectura de este libro.

C. M. Dominic Man
South Bank University
Londres

Tabla 1.1 Ejemplos de alimentos o bebidas inmovilizados o retirados en el Reino Unido entre 2010 y 2014[a].

Año	Producto	Razón pública de la retirada
2014	Agua mineral natural	Contaminación con pequeñas partículas negras
	Aceitunas negras deshuesadas de marca blanca	Contaminación con pequeños fragmentos de cristal
	Burritos, *baguettes* y emparedados frescos	No cumplimiento de los requisitos higiénicos durante la producción
	Envases de 70 g de salmón ahumado	Niveles altos de *Listeria monocytogenes*
	Pastel de pan y mantequilla	Alteración microbiana y sin procesar completamente
	Tofu ecológico envasado al vacío	Riesgo potencial de botulismo
	Sultanas ecológicas	Presencia de *Salmonella*
	Queso sin pasterizar	Niveles altos de *Listeria monocytogenes*
2013	Aperitivo de pollo al curry de marca blanca, etiquetado con «consumir antes de»	Detección en el producto de *Listeria monocytogenes*
	Ensalada de col	Presencia de *Listeria monocytogenes*
	Leche y productos con nata	Posible contaminación cruzada de la leche y tratamiento térmico insuficiente
	Bebida de yogur de melocotón y albaricoque	Posible fermentación por levaduras
	Lonchas de cerdo con huevo	Posible error de etiquetado, se le daba al producto cuatro meses más de «consumir antes de»
	Carne en lata de marca blanca	Niveles muy bajos del medicamento veterinario fenilbutazona hallados en algunos lotes
	Bolsas de patatas fritas	Posible contaminación con pequeños trozos de plástico
	Espaguetis congelados y lasaña de vacuno congelada de marca blanca	Se detectó que algunas muestras tenían entre un 30 y un 100% de carne de caballo
2012	Cacahuetes congelados	Hallado un lote con contenido en aflatoxinas superior al límite legal
	Langostinos ahumados	Error de producción que provocaba un control inadecuado del crecimiento del *Clostridium botulinum*
	Quesos Leicester rojo y Cheddar	Posible presencia de pequeños trozos de metal
	Pastel de frutas glaseado	Crecimiento de mohos en algunas unidades
	Mantequilla de cacahuete y productos de cacahuete	A consecuencia de un brote de *Salmonella* en EE.UU.
	Un tarro de aceitunas	Positivo a análisis de *Clostridium botulinum*
	Una línea de productos cárnicos listos para el consumo	Desinfección inadecuada de las superficies en contacto con los alimentos que posibilitaba la contaminación con bacterias patógenas del producto
	Diferentes productos de jamón serrano y chorizo	Niveles altos de *Listeria monocytogenes*

(continúa)

Tabla 1.1 (*Continuación*)

Año	Producto	Razón pública de la retirada
2011	Salmón escocés ahumado	Detectada *Listeria* en algunas muestras de venta
	Figuras de navidad de caramelo y expendedora	Productos no etiquetados con el riesgo de atragantamiento para población infantil menor de 3 años y caramelos de máquina expendedora
	Salmón escocés ahumado	Niveles altos de *Listeria monocytogenes*
	Salsa de curry tipo Korma	Un tarro contaminado con *Clostridium botulinum*
	Tres tipos de aperitivos «estilo japonés»	Posible presencia de pequeños trozos de vidrio
	Bebida deportiva *light*	Olor y sabor desagradables por crecimiento de mohos
	Quesos Británico y Galés madurados	Altos niveles de histamina
	Pistachos enteros de temporada sin sal	Hallados niveles de aflatoxinas superiores al límite legal
2010	Botellas de cerveza en caja	Podía contener fragmentos de vidrio
	Semolina	Posible contaminación por infestación de roedores
	Agua mineral con aroma de limón y lima	Olor desagradable y riesgo potencial de crecimiento de mohos
	Pan plano levado (*Crumpet*)	Contaminación con pequeños trozos de aluminio
	Suplementos alimentarios varios	Detectado ácido fólico a niveles superiores que el indicado en la etiqueta
	Carne vegetariana	Por alteración alimentaria y posible contaminación microbiológica
	Cuscús	Contaminación con pequeños trozos de metal
	Agua mineral	Por presencia de *Escherichia coli*

[a] Obtenido de la Agencia de Normas Alimentarias www.food.gov.uk.

legal está contemplado en los Reglamentos sobre Higiene y Seguridad Alimentaria de 2013. Hay disponible una referencia actualizada sobre el desarrollo, implementación y mantenimiento de un sistema eficaz de gestión de la seguridad alimentaria basado en el HACCP (Mortimore y Wallace, 2013).

En los últimos años, alimentos peligrosos que «han sido considerados perjudiciales para la salud» o «no adecuados» (para el consumo humano), han conseguido una complementaria, pero no menos considerable, relevancia en la «defensa alimentaria». Ésta defiende que la «seguridad de todos los alimentos y bebidas y de sus cadenas de suministros de todos los tipos de ataques maliciosos, inclusive los de origen ideológico destinados a contaminar o romper la cadena alimentaria», es cada vez más importante tanto para las industrias alimentarias como para los gobiernos. En el Reino Unido, la «especificación disponible para el público» (Publicly Available Specification, PAS), PAS 96:2010 (BSI, 2010) facilita consejo para la defensa de alimentos y bebidas contra ataques de motivación ideológica o de otro tipo. Esa especificación fue desarrollada inicialmente por el Centro para la Protección de las Infraestructuras Nacionales, en colaboración con la Institución Británica de Normas (British Standards Institution, BSI) en 2008 y actualizada en 2010. La intención era revisar regularmente esta PAS, con el ánimo de contemplar las últimas prácticas y desarrollos; la última revisión tuvo lugar en 2014. Con anterioridad a todo esto, el grupo de trabajo sobre incidentes de la Agencia de Normalización Alimentaria (FSA, en sus siglas en inglés) del Reino Unido elaboró el documento «Principios para evitar y dar respuesta a los incidentes de origen alimentario». En él se definía incidente como «cualquier evento en el que, de acuerdo con la información disponible, genere preocupación sobre amenazas reales o posibles para la seguridad o calidad de los alimentos que precisen de una intervención para la protección de los intereses de los consumidores» (FSA, 2008). Por tanto, este documento más antiguo tiene un enfoque mucho más amplio, teniendo en cuenta los «peligros naturales» (químicos, microbiológicos, físicos y radiológicos) junto con los introducidos intencionadamente y con toda probabilidad de manera maliciosa. Está fuera del ámbito de este libro la información detallada sobre la defensa contra todo tipo de ataques maliciosos, lo que hace que el enfoque de puntos de control crítico de evaluación de amenaza (TACCP, en sus siglas en inglés) no se incluya en este libro.

1.3 ¿A quién tiene que importarle la vida útil de los alimentos?

Dado que la vida útil es un requisito fundamental, todos los implicados en la cadena de suministro de alimentos deberían estar interesados. Cada vez más gente está de acuerdo en que para conseguir un elevado nivel de seguridad y calidad, los dos aspectos básicos de la vida útil, es preciso adoptar un enfoque amplio e integrado que cubra toda la cadena «de la granja a la mesa». Tal y como se verá más adelante (ver Sección 1.6), existen muchos factores que pueden afectar a la vida útil de los alimentos. La utilización de un ingrediente más higiénico en la fase de rellenado de un pastel a temperatura ambiente (por ej., la utilización de almendras tostadas y molidas en vez de almendras crudas), con una menor carga microbiana, puede significar la diferencia entre una vida útil aceptable o inaceptable del pastel ya elaborado. Los proveedores de materias primas e ingredientes y los productores y elaboradores de alimentos, pueden superar los problemas potenciales relacionados con la vida útil con una colaboración estrecha desde el primer momento. En el otro extremo de la cadena, los consumidores también tienen un importante papel. Por ejemplo, minimizando la exposición de los alimentos a altas temperaturas, especialmente en verano (Kim *et al.*, 2013) y cumpliendo con las recomendaciones de almacenamiento y uso. Por medio de esas acciones, los consumidores garantizan que la vida útil esperada de los alimentos comprados no se vea reducida, garantizando la seguridad del producto y maximizando su calidad. Los resultados de una encuesta realizada por la FSA en el Reino Unido sobre la actitud del consumidor sobre los problemas alimentarios, que incluía lo relacionado con el fechado de las etiquetas y por tanto la vida útil del producto fueron bastante preocupantes (GfK, 2009). Sólo la mitad de los encuestados (49%), en la encuesta sobre actitud del público ante los problemas alimentarios, identificaban la fecha de «consumir antes de» como la mejor medida para medir la seguridad y menos de la mitad (47%) decía que nunca consumiría una carne cocinada con la fecha pasada, lo que indica que muchas personas estaban dispuestas a jugársela con la seguridad microbiológica de los alimentos, consumiendo alimentos pasados de fecha. Un cuarto (26%) comentaba que nunca consumirían cereales de desayuno con la fecha de «consumo preferente» pasada, a pesar de que esa indicación afecta a la calidad (por ej., frescura) en lugar de a la seguridad. Por ese motivo la gente puede estar tirando a la basura alimentos que, aunque no estén en su mejor condición, pueden ser consumidos con seguridad. Últimamente, la creciente preocupación por la producción sostenible de alimentos y los alimentos desechados, ha conducido a que se detecte la necesidad de establecer de modo más preciso y exacto la vida útil de un alimento para así reducir el volumen de alimentos desechados (ver Sección 1.5 sobre «marcado de fechas»). No es difícil observar la importancia que tiene la vida útil para cada implicado en la cadena alimentaria. Todavía queda mucho por hacer en el Reino Unido en materia de la educación de los consumidores sobre el significado y relevancia del fechado de los alimentos. Una encuesta realizada en línea en Bélgica sobre la comprensión y actitudes de los consumidores con relación al etiquetado de la vida útil ha llegado a conclusiones similares. Según indica ese estudio «el aumento de la comprensión y el cambio de actitud inducido por la misma en el comportamiento de los consumidores, debería conducir con el tiempo a un riesgo menor para la seguridad alimentaria y también reducir los alimentos desechados, y de ese modo contribuir a una cadena de suministros más sostenible» (Van Boxstael *et al.*, 2014).

1.4 ¿Quién es el responsable de establecer la vida útil?

En líneas generales, la responsabilidad del establecimiento de la vida útil recae en el productor o envasador. Este hecho deriva de razones operativas y legales (etiquetado) (ver Sección 1.5). Mientras que la idea de desarrollar un producto nuevo o de mejorar los existentes puede nacer de la propia industria alimentaria y/o por tener un origen externo como clientes actuales o potenciales, la evaluación y análisis de la vida útil forman parte integral del proceso de desarrollo de cada producto. Por ello, por medio de los principios de las buenas prácticas de fabricación (BPF) el elaborador debe ser capaz de realizar la evaluación de la vida útil de sus productos con sus propios recursos (IFST, 2013). Hoy en día, casi sin excepción, la mayoría de las cadenas de distribución evalúan independientemente la vida útil de los alimentos, especialmente el de sus productos de marca blanca. En cualquier caso, este hecho ni niega ni reduce la responsabilidad de los elaboradores de alimentos, que tienen la obligación de establecer correctamente la vida útil de sus productos durante su proceso de desarrollo, en base a estudios tecnológicos y científicos consistentes. De hecho, esa responsabilidad es un requisito de la mayoría de los estándares de sistemas de gestión de la calidad actuales (SGC), como la ISO 9001:2008 (BSI, 2009) y la Norma Global para la Seguridad Alimentaria (Edición 6, 2011) (BRC, 2011) del Consorcio de Minoristas Británicos (British Retail Consortium, BRC). Además, para cumplir con los criterios de seguridad alimentaria relevantes y de aplicación según el Reglamento (CE) n.º 2013/2005 sobre criterios microbiológicos de los alimentos, puede ser necesario que los productores de alimentos tengan que realizar estudios de acuerdo con el Anexo II del Reglamento, para investigar el cumplimiento de los criterios a lo largo de la vida útil del producto. De hecho, eso es de aplicación en el caso de los alimentos listos para su consumo que permitan el crecimiento de *Listeria monocytogenes* y que puedan suponer un riesgo para la salud pública (EC, 2005). Por otro lado, existe disponible información sobre la determinación de la vida útil microbiológica de los alimentos listos para su consumo con relación a la presencia de *Listeria monocytogenes* (Chilled Food Association Ltd., 2010).

1.5 ¿Es ilegal otorgar una vida útil inadecuada a un alimento?

En la Unión Europea, la vida útil de los productos alimentarios se comunica a los consumidores por medio de las fechas de «caducidad» y «consumo preferente», la obligatoriedad de su uso se remonta la Directiva del Consejo 79/112/CEE de 18 de diciembre de 1978 sobre la armonización de las legislaciones de los Estados Miembros en materia de etiquetado, presentación y publicidad de los alimentos para la venta al consumidor final (CEE, 1978). La fecha de caducidad es un requisito legal en el caso de alimentos que, desde el punto de vista microbiológico, son muy perecederos y, por tanto, pueden constituir un peligro para la salud de los consumidores tras un corto periodo de tiempo. Una vez superada la fecha de caducidad, el alimento se debe considerar peligroso de acuerdo con los Artículos 14(2) a (5) del Reglamento (CE) n.º 178/2002 (EC, 2011a). En el caso del resto de los alimentos, es obligatoria la fecha de duración mínima (definida como aquella en la que el alimento mantiene sus propiedades específicas, cuando ha sido almacenado correctamente), la de consumo preferente («antes del» cuando se especifica el día y «antes del final de» en el resto de los casos) (EC, 2011a). Además, en el caso de la fecha de caducidad, ésta debe complementarse con la información obligatoria necesaria para su correcto uso y almacenamiento, como «mantener refrigerado entre 0 y 5°C». Por tanto, por razones de seguridad alimentaria es potencialmente ilegal poner a la venta alimentos con una fecha de caducidad errónea y cuya vida útil haya sido mal establecida. Hace unos años, un supermercado del Reino Unido fue multado por comercializar y vender productos caducados, lo que quiere decir que el castigo por errores cometidos en esta materia no es despreciable. Es responsabilidad de los productores de alimentos decidir si deben utilizar la fecha de caducidad o la de consumo preferente en sus productos; existen referencias disponibles para conocer qué alimentos deben tener fecha de caducidad. A continuación se muestran una serie de categorías de alimentos en las que es probable que se incluyan los que precisan de esa fecha (Crawford, 1998):

- Productos lácteos, por ejemplo, postres lácteos.
- Productos cocinados, como platos cárnicos listos para comer, bocadillos.

- Carne o pescado curado o ahumado listo para comer, como jamón de York, salmón ahumado fileteado.
- Alimentos preparados listos para comer, por ejemplo, ensaladas vegetales.
- Pastas o masas no cocinadas o parcialmente cocinadas, como pizzas.
- Productos no cocinados, por ejemplo, aquellos no cocinados que tengan carne de vacuno o de ave, o pescado.
- Productos envasados al vacío o en atmósfera modificada, como pechugas de pollo listas para preparar envasadas en atmósfera modificada.

La situación de los alimentos que llevan la fecha de consumo preferente es diferente. Dado que los alimentos se deterioran progresivamente, en lugar de repentinamente, esta fecha no indica que el alimento deje de ser apto para el consumo o pierda toda su aceptabilidad inmediatamente superada la fecha. El «consumo preferente» se utiliza para indicar únicamente el deterioro de la calidad del producto, no la pérdida de la seguridad alimentaria por razones microbiológicas. Por ello, algunos alimentos aunque se puedan deteriorar por razones microbianas, no son un peligro inmediato para la salud de las personas, como es el caso del pan de molde que tiene fecha de consumo preferente en lugar de caducidad. La FSA (Agencia de Normalización Alimentaria) en un intento de ayudar a las industrias alimentarias en el cumplimiento con el requisito de indicar la «duración adecuada» de sus productos, publicó en 2003 unos documentos que sirven como referencia para que las empresas sepan cuándo tienen que utilizar la fecha de caducidad en las etiquetas. En los documentos se incluyen los factores que deben tenerse en cuenta para tomar la decisión de incluirla, junto con ejemplos de los tipos de alimentos que pueden utilizar esa fecha. En 2011 la FSA junto con el Departamento de Alimentación, Medio Ambiente y Asuntos Rurales (Department of Food, Environment and Rural Affairs, DEFRA) (DEFRA, 2011), han elaborado un documento revisado y actualizado denominado «Guía para el etiquetado y fechado de los alimentos». En él se aconseja sobre el uso de las fechas de caducidad y consumo preferente. Además, se solicita retirar las fechas de «vender antes de» y «exponer hasta», que no son un requisito legal pero cuyo uso ha proliferado en los últimos años, para no crear confusión entre los consumidores.

Una vez establecida y declarada la fecha, ésta se convierte en un contrato entre la empresa alimentaria y el consumidor sobre el aspecto de que el alimento, conservado en las condiciones de almacenamiento recomendadas, debe durar, como mínimo, el periodo de tiempo establecido en la etiqueta. Para estar segura de esa declaración, la empresa ha tenido que realizar el trabajo de investigación necesario para establecer la correcta vida útil. Marcar el alimento con una fecha no implica que el alimento tenga que durar ese tiempo. Hay que tener en cuenta que un fechado incorrecto de un alimento, en especial si es el de caducidad, puede provocar que la empresa tenga que realizar una retirada de productos y/o verse sometida a un procedimiento legal. Los minoristas tienen responsabilidades diferentes dependiendo de si los productos están etiquetados con su marca o no. Tal y como se ha mencionado antes en el pasado, los fallos cometidos en el fechado de la caducidad han mostrado ser muy dañinos para la empresa implicada.

El Reglamento (UE) n.º 1169/2011 (EC, 2011a), de aplicación en la Unión Europea e implementado en el Reino Unido mediante las Regulaciones de Información Alimentaria de 2014, ha sido considerada la ley más importante en los últimos 30 años en la UE, en el ámbito de la información alimentaria, especialmente en el etiquetado. El Reglamento entró en vigor el 13 de diciembre de 2011, aplicándose la mayoría de sus provisiones el 13 de diciembre de 2014. La amplitud de este Reglamento se destaca por el hecho de que:

corrige

Reglamento (CE) n.º 1924/2006 sobre la declaración sobre salud y nutrición de los alimentos,

Reglamento (CE) n.º 1925/2006 sobre la adición de vitaminas, minerales y otras sustancias a los alimentos,

y revoca

Directiva de la Comisión 87/250/CEE sobre la indicación del contenido alcohólico por volumen en el etiquetado de las bebidas alcohólicas destinadas a la venta para el consumidor final,

Directiva de la Comisión 90/496/CEE sobre el etiquetado nutricional de los alimentos,

Directiva de la Comisión 1999/10/CE que deroga las provisiones del Artículo 7 de la Directiva del Consejo 79/112/CEE en relación al etiquetado de los alimentos,

Directiva de la Comisión 2000/13/CE sobre la armonización de las leyes de los Estados Miembros en materia del etiquetado, presentación y publicidad de los alimentos,

Tabla 1.2 Disposiciones del Reglamento (CE) nº 1169/2011, relativas a la vida útil de los alimentos.

Capítulo	Sección	Artículo	Disposición
IV Información alimentaria obligatoria	1	9	1. (c) todo ingrediente o coadyuvante tecnológico que figure en el Anexo II[a] o derive de una sustancia o producto que figure en dicho anexo que cause alergias o intolerancias y se utilice en la fabricación o la elaboración de un alimento y siga estando presente en el producto acabado, aunque sea en una forma modificada; (f) la fecha de duración mínima o la fecha de caducidad; (g) las condiciones especiales de conservación y/o las condiciones de utilización; (j) el modo de empleo en caso de que, en ausencia de esta información, fuera difícil hacer un uso adecuado del alimento; (l) la información nutricional
	2	21	Etiquetado de determinadas sustancias o productos que causan alergias o intolerancias
		24	Fecha de duración mínima, fecha de caducidad y fecha de congelación (ver también Anexo X)
		25	Condiciones de conservación o de utilización
		27	Modo de empleo
	3	30	2. (f) cualquier vitamina o mineral que figure en el punto 1 de la Parte A del Anexo XIII que esté presente en cantidades significativas según lo definido en el punto 2 de la Parte A del Anexo XIII

[a] Las 14 sustancias o productos causantes de alergias o intolerancias enumeradas en el Reglamento son los cereales con gluten, crustáceos, huevos, pescado, cacahuetes, soja, leche, frutos secos (por ej., las almendras), apio, mostaza, semillas de sésamo, dióxido de azufre en niveles superiores a 10 mg kg^{-1} o 10 mg l^{-1}, altramuces y moluscos. Desde el 13 de diciembre del 2014, las empresas alimentarias, entre las que se incluyen tiendas y restaurantes, deben informar sobre la presencia de estos alérgenos si se utilizan como ingredientes en alimentos no preenvasados.

Directiva de la Comisión 2002/67/CE sobre el etiquetado de los alimentos que contengan quinina y de los que contengan cafeína,

Directiva de la Comisión 2008/5/CE sobre la indicación en el etiquetado de determinados productos alimenticios de otras menciones obligatorias distintas de las previstas en la Directiva 2000/13/CE y

Reglamento de la Comisión (CE) n.º 608/2004 sobre el etiquetado de alimentos e ingredientes alimentarios con fitosteroles, ésteres de fitosterol, fitostanoles o ésteres de fitostanol añadidos.

En la Tabla 1.2 se listan las provisiones de la regulación que tienen relación con la vida útil de los alimentos. Como ha sido el caso en los últimos tiempos, deben aparecer en el etiquetado las palabras «envasado en atmósfera modificada» los alimentos a los que se les ha prolongado su vida útil por medio de gases de envasado autorizados en el Reglamento (CE) n.º 1333/2008 (Anexo III, Reglamento (CE) n.º 1169/2011 (EC, 2011a).

En la dirección http://www.foodlaw.rdg.ac.uk/label/index.htm se muestra una guía denominada «Etiquetado Alimentario en el RU (Food Labelling in the UK)», que incluye los requisitos sobre las indicaciones relativos a la durabilidad, elaborada por el Dr. David Jukes de la Universidad de Reading, RU, está disponible en http:/www.foodlaw.rdg.ac.uk/label/index.htm.

1.6 ¿Cómo de larga va a ser la vida útil de un producto?

¿Cuánto mide una cuerda? En realidad no existe una única respuesta.

Todos los alimentos se estropean y lo hacen de modo distinto y con diferente ritmo. Incluso en los casos excepcionales como el queso o el vino, en los que la aceptación del producto mejora con el almacenamiento (maduración/crianza), su calidad se deteriora sin excepción una vez superado su punto óptimo de calidad. A pesar de la enorme variedad de productos alimentarios disponibles hoy en día, se sabe mucho sobre las causas del deterioro de los alimentos. Siendo preciso no caer en generalizaciones excesivas, la mayoría de los casos de deterioro de los alimentos se explica mediante uno o más de los siguientes mecanismos:

- Aumento o disminución del contenido en humedad y/o vapor de agua por transferencia de los mismos.
- Transferencia física de sustancias diferentes a la humedad y/o vapor de agua, por ejemplo, oxígeno, olores o aromas.
- Cambios inducidos por la luz, es decir, cambios producidos o iniciados por la exposición a la luz diurna o artificial.
- Cambios químicos o bioquímicos.
- Cambios microbiológicos.
- Otros mecanismos o cambios que hacen que el producto se deteriore por medio de uno o más de los mecanismos mencionados anteriormente. Por ejemplo, daños al envase causados por infestación de insectos o rotura del sellado del mismo.

En cualquier caso, la temperatura es el factor individual ambiental más importante, ejerce su influencia sobre todos los mecanismos citados. Siendo por tanto preciso evaluar su

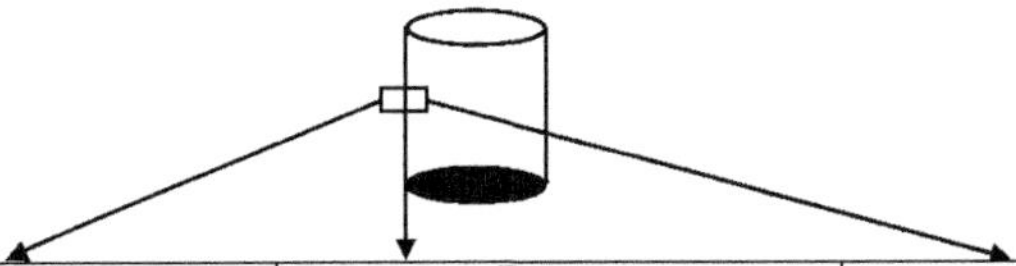

Ambiente	Envase	Alimento
Transferencia de humedad o de vapor de agua Otras transferencias físicas Cambios inducidos por el oxígeno Cambios inducidos por la luz Cambios a causa de la temperatura/humedad Infestación por plagas	Interacciones entre producto y envase Migraciones desde el envase Pérdida o alteración de aroma por envase inadecuado Fallo del envase (involuntario o provocado)	Cambios físicos Cambios microbiológicos Cambios químicos/ bioquímicos Cambios fisicoquímicos

Figura 1.1 Modelo básico del deterioro y alteración de los alimentos. Adaptado de Ellis y Man (2000).

efecto en cualquier estudio de vida útil. En la Figura 1.1 se muestra un modelo que incluye los cambios más importantes que pueden provocar el deterioro y contaminación de los alimentos y bebidas.

Por tanto, el primer paso a dar en el estudio de la vida útil de un producto es conocer su mecanismo de deterioro. El modo en que los alimentos se estropean y la duración de su vida útil están influenciados por varios factores. Estos factores que influyen en la vida útil son las propiedades del producto final y del medio ambiente en el que se elaboró, almacenó, distribuyó y utilizó. Estos factores se pueden dividir en los siguientes grupos:

1 Factores intrínsecos (ver Sección 2.2.1)
- Materias primas
- Composición y formulación del producto
- Estructura del producto
- Presentación del producto
- Actividad de agua (a_w)
- Valor del pH y acidez total
- Disponibilidad de oxígeno y potencial redox (E_h)

2 Factores extrínsecos (ver Sección 2.2.2)
- Elaboración
- Higiene
- Sistema y materiales de envasado
- Almacenamiento, distribución y exposición en el punto de venta, en particular en relación a la exposición a la luz, variaciones de temperatura y humedad, y temperatura y humedad excesiva o escasa

3 Otros factores
- Manipulación y utilización por el consumidor (ver Sección 2.2.4)
- Consideraciones comerciales (ver Sección 2.2.5)

Además, también son posibles las interacciones entre los factores intrínsecos y los extrínsecos. Por ejemplo, se conoce que la interacción entre la actividad de agua, pH, sal, nitritos y temperatura de almacenamiento controla el crecimiento de *Clostridium* spp., en la carne curada (Roberts y Gibson, 1986). Debido a que el contenido en conservantes, como la sal, nitritos, azúcares o ácido sórbico, se ha visto reducido en muchos productos tradicionales como respuesta a las exigencias del consumidor y el mercado, no existe un único factor que sea responsable de la estabilidad microbiológica y seguridad del producto, por lo que se vuelve más importante conocer los efectos combinados de los factores implicados.

En la Sección 2 se proporciona información adicional sobre los factores y mecanismos implicados en el deterioro de los alimentos.

1.7 ¿En qué consiste la determinación rápida de la vida útil?

La determinación rápida de la vida útil (Accelerated Shelf Life Testing, ASLT) se utiliza para reducir el tiempo necesario para su estimación, que de otro modo sería excesivamente largo. Debido a la globalización del comercio alimentario y del aumento de la competencia tanto a nivel nacional como internacional, ha aumentado la necesidad de establecer rápidamente la vida útil de un producto. Esta situación se hace más urgente cuando se prevé que la vida útil de un producto va a ser larga, de varios meses a unos pocos varios años. Son bien conocidos los efectos que causa aumentar la temperatura en muchas reacciones químicas, junto con los cambios negativos que causa ese aumento durante el almacenamiento. Por tanto, la manera más común de realizar la determinación rápida de la vida útil consiste en almacenar el producto a temperaturas más elevadas de las recomendables. Se asume que almacenando el producto a una temperatura superior cualquier efecto adverso que tenga lugar en el almacenamiento, y por tanto afecte a la vida útil podrá ser observado en un periodo de tiempo menor, pudiendo estimarse la vida útil, en condiciones normales de almacenamiento, mediante la extrapolación de los datos obtenidos en la determinación rápida.

A continuación se citan algunos ejemplos de pruebas rápidas de almacenamiento:

- Incubación de alimentos enlatados durante 4 ó 5 días a 55°C, para la detección de bacterias termófilas.
- Incubación de alimentos enlatados de baja o media acidez durante un mínimo de 1 semana a 37°C para calcular la transferencia de estaño.
- Almacenamiento de pasteles, que no necesiten refrigeración, a 27°C y 75% de humedad relativa para estimar la vida útil sin crecimiento de mohos (Mould Free Shelf Life, MFSL).
- «Forzar» la cerveza a 27°C para valorar su deterioro global.
- Almacenamiento de chocolate y productos recubiertos de chocolate a 28°C y 70% de humedad relativa para estudiar la proliferación de hongos.
- Estudios rápidos de almacenamiento como el test de Schaal a 60-70°C en horno para establecer la estabilidad del aceite comestible.
- Estudios rápidos a presión y temperaturas elevadas utilizando instrumentos como el OXIPRES™ (Mikrolab Aarhus A/S, Dinamarca) para establecer la estabilidad del aceite en productos complejos como las patatas «chips», margarina y galletas, sin necesidad de extraer los aceites y grasas de los alimentos antes de analizarlos. El OXIDOGRAPH™, producido por la misma empresa, se basa en el principio de la bomba de oxígeno, que fue utilizado en la prueba de Sylvester desarrollada inicialmente por J. Lyons y Co., de

Londres, es un instrumento diseñado para analizar, de manera rápida, la reactividad de los aceites y grasas con el oxígeno.

Las pruebas rápidas son especialmente útiles cuando los modelos de cambio son prácticamente idénticos durante el almacenamiento normal y acelerado, de modo que la vida útil en condiciones normales de almacenamiento puede ser predicha con un alto grado de certeza. De hecho, se ha comprobado que los cambios en la calidad del zumo de naranja, elaborado a partir de concentrado congelado y envasado en TetraBrik^{TM}, después de 6 meses a 20°C corresponden a los cambios que aparecen después de 13 días a 40°C y después de 5 días a 50°C (Petersen *et al.*, 1998).

Sin embargo, el almacenamiento acelerado tiene sus limitaciones. Fundamentalmente tienden a ser específicas para cada producto. Sus resultados deben interpretarse con cuidado, basándose en el conocimiento preciso del producto y conocimientos científicos. Entre otras limitaciones se encuentran las siguientes (IFST, 1993; Mizrahi, 2011):

- En la medida en que la temperatura aumente o disminuya, puede que aparezcan cambios en el estado físico (el agua se congela), que a su vez afecten a la velocidad de ciertas reacciones. Eso se ha observado en el caso de la formación de hexanal en el aceite de girasol (Calligaris *et al.*, 2004).
- Aunque la temperatura es habitualmente el factor dominante y por tanto se usa como factor acelerador, un almacenamiento a una temperatura elevada y constante, y una humedad relativa inferior a la normal pueden dar resultados sorprendentes. Por ejemplo, se puede reducir o incluso evitar el crecimiento de mohos en pasteles o pan manteniéndolos a 37°C y a una humedad relativa del 70%.
- Durante la congelación, los reactivos se concentran en la parte no congelada del alimento, por ejemplo carne congelada, haciendo que reacciones como la oxidación de los lípidos sean más rápidas incluso a una temperatura inferior.
- Un cambio durante el proceso de deterioro del alimento a temperaturas elevadas dará resultados falsos y/o no esperados. De hecho, es conocido que el deterioro de los alimentos congelados que contienen tomate, se debe a la oxidación de los carotenoides, que provoca que el color del producto pase de rojo a amarillo, ese efecto se denomina decoloración de los pigmentos (*pigment bleaching*). Sin embargo, ese efecto se ha visto enmascarado por causa de otras reacciones concomitantes que generan color, como el empardecimiento no enzimático, que se ha hecho prevalente a temperaturas superiores a –7°C (Manzocco *et al.*, 2010).
- Las pruebas rápidas son de valor limitado en los productos refrigerados de vida útil corta, debido a las asociaciones que se dan a diferentes temperaturas. Es decir, diferentes temperaturas de almacenamiento seleccionan microfloras alterantes diferentes. Por otro lado, en el caso de los productos de vida útil corta la necesidad de pruebas rápidas no es muy alta.
- El modelo de Arrhenius, por el que se puede expresar el ratio de deterioro según la temperatura (ver Apéndice A), en el que se basan muchas pruebas rápidas, sólo es adecuado para sistemas químicos simples, fallando en el caso de los alimentos, que son, en realidad, mucho más complejos.

El punto más importante es que todos los resultados deben ser validados para confirmar la relación entre los cambios ocurridos en la ASLT y los que ocurren en condiciones normales.

Para que sea práctica esa relación validada, debe ser cierta por lo menos para el producto en concreto, si es que no lo es para todos los productos similares, por ejemplo, para todos los productos con base de tomate envasados en latas sin lacar (Ellis y Man, 2000).

La aceptación mantenida desde hace tiempo de que para que el ASLT sea de utilidad, o bien el proceso de deterioro o la alteración cinética deben ser conocidos (o pueden determinarse mediante datos experimentales) y que el ratio constante de la dependencia a la temperatura obedece a la reacción de Arrhenius, ha sido puesta en duda. Corradini y Peleg (2007) han propuesto un enfoque alternativo empírico de la estimación de la vida útil a partir de los datos obtenidos del almacenamiento rápido sin un modelo cinético preconcebido. El concepto fue demostrado mediante la predicción de la degradación de la vitamina C en espinacas congeladas utilizando datos originales de Giannakourou y Taoukis (2003) y por la predicción del crecimiento de *Pseudomonas fluorescens* y de *Candida sake* en un alimento listo para su consumo usando datos originales de Tyrer *et al.* (2004). Estos investigadores fueron aún más lejos, y demostraron que este nuevo enfoque puede utilizarse en estudios rápidos, cambiando un factor que inhiba el crecimiento microbiano, como la concentración de sal y simulando el proceso de deterioro en condiciones no isotermas.

La utilización de la temperatura como factor acelerante, sin duda, ha sido muy popular y ha generado muchas investigaciones. En los casos en los que el proceso de deterioro muestra poca o ninguna dependencia de la temperatura, como los cambios inducidos por la luz, la realización del ASLT es de poca o nula utilidad. De hecho, es conocido que otros factores como presión, humedad relativa, intensidad de la luz y tensión de oxígeno, influyen en la cinética de muchos procesos de deterioro de la calidad del producto. En principio, además de la temperatura se pueden usar esos otros factores como aceleradores en las pruebas rápidas. Sin embargo, en la práctica, la ausencia de modelos matemáticos predictivos basados en variables como la presión y la humedad relativa, parece que ha evitado que se utilicen en los estudios rápidos (Calligaris *et al.*, 2012).

1.8 ¿Qué recursos hacen falta para establecer la vida útil?

Un producto alimentario que quiera tener éxito comercial, entre otros atributos, debe tener una vida útil aceptable y consistente. En cierto modo, el hecho de conseguir esa vida útil es un reflejo del compromiso de la empresa con la calidad y seguridad del alimento. Estos dos atributos no son algo que aparezcan por casualidad y deben ser diseñados en el producto. Por tanto, el establecimiento de la calidad requiere recursos significativos, disponibles por medio de una gerencia concienciada y comprometida. Los recursos básicos son los siguientes:

1 Personal con los conocimientos relevantes y con experiencia (por ej., en una empresa cárnica, conocimientos actualizados en ciencias de la carne), que sea capaz de planificar, desarrollar o supervisar la evaluación, analizar los datos generados y la información obtenida, interpretando los resultados.
2 Herramientas e instalaciones adecuadas; entre éstas se incluyen las siguientes (ver Sección 1.14):
   - Instalaciones para la preparación de muestras de alimentos.
   - Instalaciones de almacenamiento adecuadas para el tipo de producto estudiado, por ejemplo, cámaras frigoríficas para alimentos refrigerados.

- Instalaciones para análisis microbiológicos.
- Instalaciones para análisis químicos.
- Instalaciones para evaluaciones sensoriales.

3 Un sistema de gestión apropiado que garantice que cada estudio de vida útil realizado se efectúe de manera sistemática y programada de acuerdo con un procedimiento documentado, que facilite el flujo de información y comunicación entre todos los implicados.

Aunque las instalaciones para análisis microbiológicos y químicos no son estrictamente necesarias, dado que esa actividad puede ser contratada con un laboratorio externo, la responsabilidad de que la vida útil ha sido establecida de manera correcta y consistente pertenece al elaborador del alimento. A largo plazo, puede que sea más rentable y lógico tener un laboratorio propio básico para establecer la vida útil. A veces, es posible necesitar información especializada o realizar análisis no rutinarios como análisis microbiológicos en condiciones extremas, o análisis de migración de sustancias del envase. En este caso puede que sea necesario utilizar un laboratorio externo. Sin embargo, sin una gerencia comprometida y conocedora, eso no será posible.

La Norma Global para la Seguridad Alimentaria de la BRC, que, con el paso de los años, ha ido aumentando el énfasis en el compromiso de la gerencia de la empresa para lograr un sistema de gestión de la calidad eficaz, es clara y concisa sobre los requisitos específicos para establecer la vida útil. La Sección 5.1.4 de la norma dice (BRC, 2011):

> Las pruebas de vida útil deben realizarse utilizando protocolos documentados que reflejen las condiciones que se experimentan durante el almacenamiento y manipulación. Se debe registrar y guardar los resultados que deben confirmarse con los criterios microbiológicos, químicos y organolépticos relevantes. En los casos en los que no sea práctico realizar los estudios antes de la producción, como ocurre con los productos de vida útil larga, se debe documentar una justificación de la vida útil del producto basada en la ciencia.

1.9 ¿Cómo se suele establecer el final de la vida útil del producto?

Una vez conocido el modo o modos en el que se estropea un alimento, la principal tarea que debe afrontar un estudio de vida útil es predecir el momento en el que el producto se volverá inseguro o inaceptable para los consumidores, de la manera precisa posible y en condiciones de almacenamiento establecidas. El periodo de tiempo transcurrido desde la elaboración al límite de su vida útil será el valor máximo de la misma del producto. En la Figura 1.2 se muestra una imagen general de la evolución de la vida útil, hasta que llega el momento en el que el producto deja de ser aceptable, por los cambios que sufre por causas microbiológicas u otras. En la práctica, ese punto final, se puede establecer con la ayuda de lo siguiente:

(i) Legislación alimentaria aplicable, por ejemplo el Reglamento de la Comisión (CE) 2073/2005 sobre criterios microbiológicos para los alimentos; lo indicado de manera general en el Artículo 13.1 del Reglamento de la Comisión (CE) 1924/2006 sobre declaraciones sobre salud y nutrición de los alimentos (EC, 2006a).

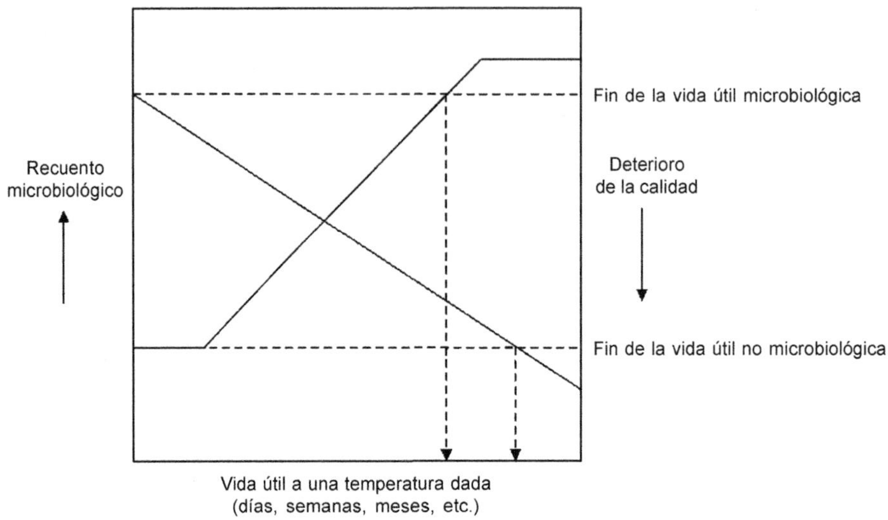

Figura 1.2 Vida útil de los alimentos: Representación esquemática.

(ii) Guías elaboradas por la autoridad sanitaria o sus agencias para referencia de su trabajo, por ejemplo en el Reino Unido, Salud Pública de Inglaterra (Public Health England), anteriormente denominado Laboratorio de Salud Pública del Reino Unido (PHLS, en sus siglas en inglés).

(iii) Guías elaboradas por organismos independientes como las de Campden BRI del Reino Unido (Voysey, 2007) o del Instituto de Tecnología y Ciencia Alimentaria del Reino Unido (Institute of Food Science and Technology, IFST), (IFST, 1999).

(iv) Buenas prácticas industriales publicadas en la literatura de referencia, como la relativa al uso de bacterias acidolácticas psicrotrofas para marcar el fin de la vida útil en alimentos refrigerados (Pothakos *et al.,* 2012).

(v) Normas autoaplicadas como información nutricional que indique el nivel de vitaminas añadidas que se degradan durante el almacenamiento (en la UE, es obligatoria la información nutricional para la mayoría de los alimentos envasados, desde el 13 de diciembre de 2016).

(vi) Modelos predictivos como ComBase.

(vii) Información proveniente del mercado, como resultados de análisis y/o examen de los productos de la competencia.

En la Tabla 1.3 se muestran ejemplos de lo mencionado. En aquellos casos en los que no hay disponible información de referencia, los elaboradores y productores deben establecer sus propios límites, utilizando análisis microbiológicos, químicos, físicos y, por supuesto, evaluaciones sensoriales, correctamente diseñadas y realizadas, para definir los criterios sensoriales específicos del producto. Los criterios no microbiológicos, utilizados para determinar el final de la vida útil, suelen ser más o menos específicos de cada producto. En condiciones ideales, esos criterios pueden estar ya establecidos en el diseño del producto o ser desarrollados a partir de su descripción. Es fundamental que se correlacionen esos

Tabla 1.3 Información de ayuda para calcular la duración de la vida útil.

Origen de la información	Documento de referencia
Normativa alimentaria	*Reglamentos de 2000* (TSO, 2000) *sobre Extractos de Café y Extractos de Achicoria (Inglaterra)* Estos Reglamentos requieren el 95% de materia seca de café (es decir, un máximo del 5% de humedad) para los extractos de café en polvo, grano, escamas, cubos u otra forma sólida *Reglamento de la Comisión (CE) n.º 2073/2005 sobre criterios microbiológicos de los alimentos (corregido)* (EC, 2005) Establece que la *Salmonella* debe estar ausente (en 25 g) en el caso de la carne picada y preparados cárnicos con destino a consumo en crudo (Anexo I, Capítulo 1, Criterios de Seguridad Alimentaria, 1.4) *Reglamento de la Comisión (CE) n.º 1881/2006 que establece los niveles máximos de ciertos contaminantes en los alimentos* (EC, 2006b) Este Reglamento prohíbe la venta de alimentos enlatados, distintos a las bebidas, que puedan contener estaño en cantidad superior a 200 mg kg^{-1} de peso neto, nivel máximo permitido (Anexo, Sección 3: Metales) *Reglamento de la Comisión (CE) n.º 432/2012 que establece la lista de declaraciones permitidas en los alimentos, distintas a la reducción del riesgo de enfermedad y sobre la salud y desarrollo de los niños* (EC 2006a, 2012) Anexo, listado de declaraciones permitidas: «Los cultivos vivos en yogur o leche fermentada mejoran la digestión de la lactosa en personas que tienen dificultades para su digestión». Para poder realizar la declaración el producto debe tener un mínimo de 10^8 UFC de microorganismos (*Lactobacillus delbrueckii* subespecie *bulgaricus* y *Streptococcus thermophillus*) por gramo
Salud Pública de Inglaterra	*Guías para la calidad microbiológica de algunos alimentos listos para su consumo, muestreados en el punto de venta* (Gilbert *et al.*, 2000)
Instituto de Ciencia y Tecnología, UK	*Desarrollo y uso de los criterios microbiológicos de los alimentos* (IFST, 1999)
Literatura publicada	Para vegetales frescos mínimamente procesados (envasados en atmósfera modificada), como zanahorias, apio, pimientos y mezclas de vegetales no de hoja, se ha visto que los criterios para las levaduras (>10^5 UFC g^{-1}) y para bacterias lactoácidas (>10^{-7}-10^{-8}) tienen correlación con cambios detectables en propiedades sensoriales y con la concentración medible de sustancias no volátiles. Por tanto, estos criterios pueden utilizarse para marcar el final de la vida útil (Jacxsen *et al.*, 2003)

criterios físicos, químicos o sensoriales con los que sean críticos para la aceptación del producto o los reclame el cliente. Por ello la vida útil de la calidad, en contraposición de la de la seguridad, debe ser acordada entre el productor y el cliente, siempre que sea pertinente. Una vez establecida la seguridad del producto es la evaluación sensorial la manera más habitual de determinar la vida útil. Es preciso tener en cuenta que incluso las normas más aceptadas para fijar la vida útil pueden cambiar a lo largo del tiempo. Por ese motivo, es preciso utilizar la información más actualizada posible. Por ejemplo, la guía del PHLS sobre la calidad de los alimentos listos para comer fue publicada inicialmente en 1992 y revisada en 1996, antes de que la última guía actualizada estuviese disponible en 2000 (Gilbert *et al.*, 2000). Del mismo modo, la norma de la industria en el Reino Unido para el contenido de estaño (inorgánico) en alimentos era de 250 mg kg^{-1}, los valores máximos actuales en miligramos por kilo de peso húmedo son de 200, 100 y 50 para alimentos enlatados; bebidas enlatadas (inclusive zumos de frutas y vegetales) y alimentos infantiles enlatados y dietéticos, respectivamente (EC, 2006b).

1.10 ¿Cómo se garantiza que la vida útil de los productos es correcta y reproducible?

La vida útil de los alimentos raramente se determina y confirma sin pruebas repetidas. Como norma general, cuantas más pruebas se realicen, más precisa será la vida útil asignada. Por lo menos, existen cuatro tipos de pruebas de vida útil, cada una con una utilidad diferente (IFST, 1993):

- Estudio de vida útil inicial. Normalmente se realiza durante la fase de diseño del producto, cuando no se ha establecido ni el proceso de producción real, ni se ha decidido cuál va a ser el envase o formato del producto. La seguridad del producto puede haber sido ya evaluada o serlo durante el desarrollo del estudio. Esta última opción indicará el mecanismo probable de deterioro del producto.
- Estudio de la vida útil preliminar. Ésta es la primera determinación detallada. Normalmente se realiza durante la última parte del estudio piloto o cuando ya se han realizado, con éxito, las primeras pruebas de producción. La información que se obtiene se usa para otorgar una vida útil provisional, todavía no con precisión, la cual se incluirá en el borrador de especificaciones del producto, proceso y envase.
- Estudio de confirmación de la vida útil. Normalmente se realiza al final de proceso de desarrollo del producto, utilizando muestras del producto elaboradas en condiciones de producción normales y cumpliendo una serie de especificaciones provisionales. Los datos y la información obtenidos deberían validar la vida útil provisional establecida previamente. Esa información será utilizada para las especificaciones provisionales y para preparar el lanzamiento del producto, es necesaria una vida útil bastante precisa para acabar el marcado de fechas. Sin embargo, es predecible que para algún tipo de alimentos, como pueden ser los de larga vida útil, no se pueda confirmar la misma hasta después de comercializar el producto. En este caso, la confianza en la vida útil del producto debe basarse en los resultados obtenidos por medio de pruebas validadas ASLT o en la experiencia obtenida del cálculo de la vida útil de productos ya asentados.
- Estudio rutinario de la vida útil. Se realiza como apoyo a la producción. Sirve de fuente de información en la que basar la renovación de la vida útil. En algún tipo de productos, como la fruta fresca y los vegetales, debido a la variabilidad de su naturaleza, el establecimiento rutinario de la vida útil es una parte de las actividades diarias de envasado. En estos casos, las pruebas de vida útil sirven de aviso de problemas potenciales para los envasadores y distribuidores, informan a la gerencia sobre la necesidad de su ajuste y muestran secuencias temporales que afectan a la calidad y que pueden usarse para indicar la necesidad de cambiar los proveedores (Aked, 2000).

Tal y como se indicó en la Sección 1.6, son muchos los factores que pueden influir a la vida útil, por lo que su reproducibilidad se verá afectada por muchos elementos. Una vida útil basada en las muestras elaboradas por personal altamente cualificado, utilizando ingredientes de calidad excepcional, difícilmente será un reflejo de lo que ocurre en condiciones normales de producción. Aunque no es una lista exhaustiva, deben ser tenidos en cuenta los siguientes factores cuando se interpreten los datos generados en las diferentes pruebas de vida útil realizadas (IFST, 1993):

- Las cantidades utilizadas en las pruebas y en la producción normal y su variación en la calidad.
- La frescura de los materiales utilizados en las pruebas y en la producción normal.
- Las variaciones en pesado de ingredientes en plena producción.
- La influencia del volumen de producción.
- Los turnos de producción controlados y cortos de las pruebas comparados con los turnos productivos a pleno rendimiento, separados únicamente por las pausas para la limpieza y/o descanso del personal.
- Elaboración por lotes contrapuesta a elaboración continua.
- Variaciones en las condiciones de producción y sus implicaciones.
- Las implicaciones temporales de trabajar a máxima producción. Por ejemplo, el producto elaborado se ve retenido más tiempo a temperatura elevada.
- El uso legítimo, acordado y especificado, de materiales sobrantes o reciclados.

Por tanto, siempre es aconsejable basar la vida útil definitiva de un producto basándose en los datos que hagan referencia al «peor caso» posible basándose en las condiciones de elaboración y almacenamiento, y añadir un margen de seguridad. Esto también tiene en cuenta que debido a la variabilidad existente en la calidad de las materias primas, por ejemplo la carga microbiana, y la que existe en el proceso productivo, es de esperar que haya un rango de vidas útiles en vez de una vida útil absoluta que termina súbitamente. En cualquier caso, la vida útil puede ser revisada en caso necesario, aumentándola o reduciéndola dependiendo de la información obtenida de la experiencia posterior al lanzamiento del producto.

El secreto de que una vida útil sea aceptable por los consumidores y el productor reside en la aplicación cuidadosa de los principios de las BPF. Estas últimas, implantadas completa y eficazmente, y hoy en día certificadas por medio del cumplimiento voluntario de alguno de los estándares de gestión de la calidad, como la Norma Global para la Seguridad Alimentaria del BRC, garantizarán la elaboración consistente de productos alimentarios seguros que cumplan las especificaciones de calidad previamente establecidas para su uso esperado (IFST, 2013).

1.11 ¿Pueden ser de utilidad los modelos informáticos para establecer la vida útil?

Durante los últimos 30 años, la generalización del uso de ordenadores personales, junto con el aumento espectacular de su potencia, ha impulsado y hecho posible el desarrollo de modelos informáticos (matemáticos) para predecir la seguridad y vida útil de cada vez un número mayor de alimentos. Debido a la necesidad inequívoca de garantizar la seguridad microbiológica de los alimentos, la mayoría de los modelos informáticos más conocidos son modelos predictivos para los patógenos alimentarios. La microbiología predictiva alimentaria es un campo científico emergente que combina elementos de microbiología, matemáticas, estadística, y sistemas de información y tecnológicos para desarrollar modelos, es decir, ecuaciones matemáticas, que describen y predicen el crecimiento y evolución de los microbios en condiciones ambientales establecidas y variables (Baird-Parker y Kilsby, 1987; Fu y Labuza, 1993; McMeekin *et al.,* 1993; Whiting, 1995; Amézquita *et al.,* 2011; Kreyenschmidt e Ibald, 2012). Los modelos predictivos microbiológicos se han clasificado de la siguiente manera (Whiting y Buchanan, 1993; McDonald y Sun, 1999):

- Modelos primarios. Describen los cambios en el número de microbios o en otras respuestas microbianas, como la producción de ácidos o la síntesis de toxinas, a lo largo del tiempo, bajo un único grupo de condiciones. Es decir, describen el crecimiento/respuesta microbiana en función del tiempo. Ejemplos son la función modificada de Gompertz (Gibson *et al.,* 1987), la ecuación diferencial no-autónoma de Baranyi (Baranyi *et al.,* 1993; Baranyi y Roberts, 1994), los modelos logísticos de tres o cuatro parámetros (Dalgaard, 1995) y el modelo lineal trifásico (Buchanan *et al.,* 1997). Existe disponible una revisión de los modelos primarios (McKellar y Lu, 2003a).
- Modelos secundarios. Describen la respuesta de uno o más parámetros de un modelo primario, por ejemplo, periodo de espera, velocidad de crecimiento y mortalidad, a los cambios en una o más de las condiciones de cultivo, como temperatura, pH o a_w. Ejemplos de estos modelos son la raíz cuadrada o modelo Ratkowsky (Ratkowsky *et al.,* 1983), la superficie de respuesta (Gibson *et al.*, 1987), los modelos de Arrhenius (Davey, 1989) y los modelos de parámetros cardinales (Le Marc *et al.,* 2002). Existe disponible una revisión de los modelos secundarios (Ross y Dalgaard, 2003).
- Modelos terciarios. Son programas informáticos que permiten «interrogar» los modelos primarios y secundarios para obtener una predicción. Entre los programas informáticos que están siendo cada vez más populares y utilizados en la industria alimentaria y organismos de investigación están el Programa de Modelos de Patógenos (Pathogen Modeling Program, PMP) desarrollado por el Servicio de Investigación Agraria del Departamento de Agricultura de los Estados Unidos (USDA) y el Micro Modelo Alimenticio (Food MicroModel, FMM), incorporado a la base de datos combinada (ComBase) ya muy conocida, y disponible sin cargos (Tamplin *et al.,* 2003).

Por otro lado, los modelos predictivos pueden clasificarse según la respuesta microbiana que traten de describir:

- Modelos de crecimiento cinético que elaboran curvas de crecimiento para diferentes condiciones ambientales, y que son capaces de predecir el ritmo de proliferación, el tiempo restante para alcanzar un nivel de crecimiento crítico o una curva completa de crecimiento.
- Modelos de límite del crecimiento («proliferación/no proliferación») elaborados partir de observaciones cualitativas o medidas cuantitativas, a lo largo de un tiempo, de la «proliferación/no proliferación» y que son capaces de predecir las condiciones límite que permiten el crecimiento, tal y como lo haya definido el creador del modelo.
- Modelos de crecimiento probabilístico diseñados a partir de las proporción de respuestas de «proliferación/no proliferación» durante un diseño experimental en un momento dado

se pueden utilizar para predecir las probabilidades de crecimiento en un momento establecido en condiciones diferentes dentro del diseño experimental. De nuevo, el constructor del modelo debe definir lo que constituye «proliferación», por ejemplo, por medio del aumento del recuento bacteriano o los cambios en la conductividad.

- Modelos cinéticos de mortalidad creados a partir de curvas de mortalidad bajo diferentes condiciones, pueden ser utilizados para predecir la extensión de la destrucción microbiana durante la aplicación de un tratamiento letal, como por ejemplo, la pasterización.
- Modelos de tiempo hasta la inactivación que emplean respuestas de «muerto» o «no muerto» de diferentes concentraciones iniciales microbianas, para predecir el tiempo que falta para alcanzar el resultado deseable, como por ejemplo, que no sobreviva ningún microbio de la población inicial, con independencia de la cinética de la mortalidad.
- Modelos de supervivencia elaborados con los datos de los recuentos de microorganismos viables bajo diferentes condiciones, relacionadas con las condiciones que afectan al crecimiento o mortalidad. Comparado con los modelos anteriores, existen relativamente pocos ejemplos que usen éste.

A continuación se muestran algunos de los modelos informáticos mejor conocidos:

1 Food MicroModel (FMM) (Micro Modelo Alimentario) (McClure *et al.,* 1994)
Es el resultado de un gran proyecto de investigación multicéntrico y coordinado a nivel nacional durante cinco años (1989-1994). Iniciado y subvencionado por el Ministerio de Agricultura, Pesca y Alimentación del Reino Unido (MAFF, en sus siglas en inglés) estuvo disponible durante un tiempo como paquete comercial con modelos para la mayor parte de los microorganismos patógenos de origen alimentario y para unos cuantos alterantes. Todos los modelos del paquete eran capaces de generar predicciones relevantes en la mayoría de los grupos alimentarios. Esta herramienta ya no está disponible en su formato original. En 2001, el Instituto de Investigación Alimentaria del Reino Unido (IFR, en sus siglas en inglés), ganó un concurso para mantener y mejorar el FMM, los datos iniciales se combinaron con otros de colaboradores internacionales, como laboratorios microbiológicos de universidades, agencias gubernamentales e industrias, junto con los de la literatura publicada para crear ComBase.

2 ComBase (www.combase.cc) (Baranyi y Tamplin, 2004)
Es un sistema libre ubicado en la red y diseñado con el propósito de contribuir a la mejora de lo siguiente:

(a) La seguridad microbiológica de los alimentos
(b) El diseño, producción, almacenamiento y venta de alimentos
(c) El costo de asegurar la seguridad microbiológica y la estabilidad
(d) La evaluación de riesgos microbiológicos de los alimentos

Hoy en día, ComBase es una de las tres «competencias nacionales» creadas por el Consejo de Investigación en Ciencias Biológicas y Biotecnología del Reino Unido, ubicado y mantenido por el IFR en Norwich, RU. El concepto de ComBase fue desarrollado por investigadores del Reino Unido y los Estados Unidos entre 2001 y 2003. En mayo de 2003, el IFR, la FSA y el Servicio de Investigación Agrícola de la USDA firmaron un acuerdo por el que se comprometían a compartir información en la base de datos desarrollada por el IFR e incluir herramientas predictivas en la misma. En 2007, el Centro de

Excelencia de Seguridad Alimentaria de Australia se unió al grupo reforzando la iniciativa de microbiología preventiva.

ComBase consta de dos partes importantes y de recursos, que son los siguientes:

- Una base de datos sistemática de respuestas microbiológicas al medio alimentario cuantificadas, con más de 50.000 registros, al que se accede por medio de su buscador y que permite la búsqueda de datos estática y dinámica. La base se actualiza continuamente.
- Una serie de modelos predictivos validados sobre crecimiento y supervivencia de microorganismos de origen alimentario, en condiciones ambientales diferentes. Se incluyen modelos de crecimiento, inactivación térmica, supervivencia no térmica, un predictor para perfringens y un modelo para *Salmonella* en el interior del huevo.
- Recursos: DMFit es una aplicación para ajustar curvas bacterianas en la que una fase linear es precedida y continuada por una fase estática. En la aplicación se incluyen dos tipos de modelos y de sus partes parciales para ajustar las curvas. El primer tipo comprende los modelos de Baranyi y Roberts, completo, sin fase de espera y sin asíntota. El segundo incluye el modelo trilinear, los bifásicos (sin fase de espera y sin asíntota) y el linear. Una vez ajustado el modelo, la aplicación muestra una representación gráfica de los datos de crecimiento/supervivencia microbiológicos e indica los parámetros estimados para el mayor ratio de crecimiento/mortalidad, fase de espera, recuento celular inicial, recuento celular final y errores estándares estimados para esos parámetros. Junto con una evaluación del ajuste (R^2 ajustada y error estándar del ajuste). Existe una versión en red y otra para instalar del DMFit, que se puede descargar en http://www.combase.cc.

3 Pathogen Modeling Program (Programa de Modelos de Patógenos)
Es un modelo predictivo para patógenos desarrollado por el Departamento de Agricultura de los EE.UU., disponible gratis en internet desde http://www.ars.usda.gov/services/

Tabla 1.4 Programa de Modelado de Patógenos Versión[a] 7.0.

Tipo de modelo	Bacterias
Crecimiento	*Aeromonas hydrophila*
Supervivencia (inactivación no térmica)	*Bacillus cereus*
Inactivación térmica	*Clostridium perfringens*
Enfriado	*Esherichia coli* (O157:H7)
Transferencia	*Listeria monocytogenes*
	Salmonella dublin
	Salmonella enteritidis
	Salmonella hadar
	Salmonella kentucky
	Salmonella typhimurium
	Salmonella spp.
	Shigella flexneri
	Staphylococcus aureus
	Yersina pseudotuberculosis

[a] Departamento de Agricultura de los EE.UU., http://ars.usda.gov/Services/docs.htm?docid=6786.

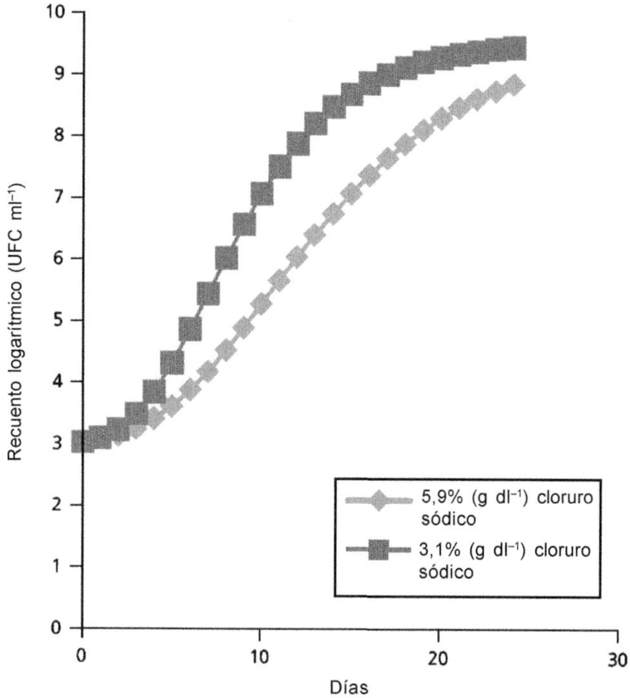

Figura 1.3 Efecto del contenido en sal en el crecimiento aeróbico de *Listeria monocytogenes* con fase de adaptación en cultivo en caldo a 5°C, pH7, 100 ppm de nitrato sódico y una carga microbiana inicial de 10^3 UFC ml^{-1}. Creado de predicciones obtenidas de la versión 7.0 del PMP.

docs.htm?docid=6786. La mayoría de sus modelos son de crecimiento, aunque existen disponibles de otros tipos. Todos los modelos se basan en datos experimentales extensivos sobre el comportamiento microbiano en medios de cultivo microbiológicos líquidos y alimentos. En la Tabla 1.4 se muestran los tipos de modelos y bacterias disponibles. La Figura 1.3 refleja las predicciones obtenidas para el crecimiento aeróbico de la *Listeria monocytogenes* en medio de cultivo.

4 Forecast (Previsión) (Anon., 2009)
Es un conjunto de modelos predictivos desarrollados por Campden and Chorleywood Food Research Association (Asociación de Investigación de Alimentos de Campden y Chorleywood), ahora Campden BRI del Reino Unido, que se pueden usar para evaluar la velocidad de deterioro o la estabilidad probable de los alimentos. En este sistema se incluyen modelos para pescado, carne, vegetales frescos y levaduras en frutas y bebidas, junto con diferentes modelos para alimentos acidificados. Es un servicio de pago de Campden BRI (ver Fig. 1.4).

5 *Pseudomonas* Predictor (Predictor de *Pseudomonas*)
Es un programa para la integración de la función temperatura (Temperature Function Integration, TFI), desarrollado por el Departamento de Ciencia Agrícola de la Universi-

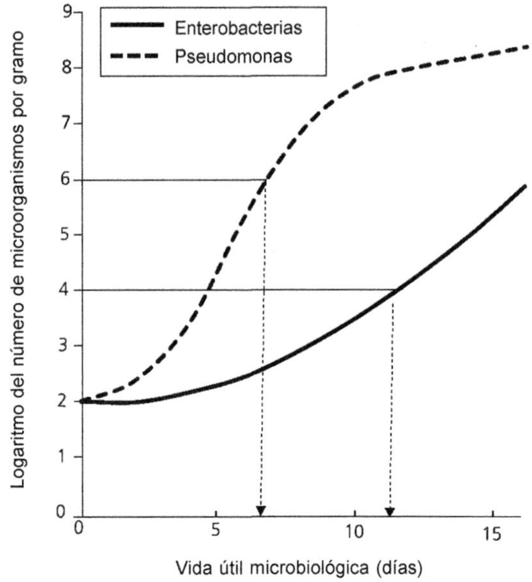

Figura 1.4 Representación gráfica de las predicciones obtenidas del Campden BRI Forecast: pH 6,0, sal 3% p/v, temperatura de almacenamiento 6°C. Reproducido con permiso de Campden BRI.

dad de Tasmania, Australia (McMeekin y Ross, 1996). Se basa en el trabajo desarrollado para modelar los efectos de la temperatura, actividad de agua y pH en la velocidad del crecimiento de las pseudomonas alterantes psicrófilas en una gran variedad de alimentos proteicos húmedos. Este programa está comercializado y se vende en Australia con el nombre de Food Spoilage Predictor (Blackburn, 2000). Puede utilizarse para predecir la vida útil remanente de productos de la carne, pescado, carne de ave y lácteos, basándose en la fluctuación de los valores almacenados en un registro portátil de temperatura. El programa también se puede utilizar para predecir la vida útil total de esos productos en base a una temperatura fijada (Hastings Data Loggers, 2014).

6 ERH CALC™
Es parte del programa informático «Cake Expert System» (Sistema Experto para Pasteles) para el sector panadero, desarrollado inicialmente por la UK Flour Milling and Baking Research Association (Asociación de Investigación de Panadería y Molido de Harinas), que ahora es parte de Campden BRI. Permite a sus usuarios realizar simulaciones en formulación de pasteles a base de harina, y calcular rápidamente los valores teóricos de su humedad relativa en equilibrio (ERH, en sus siglas en inglés) y de ahí estimar su vida útil libre de mohos (Mould Free Shelf Life, MFSL) (Fig. 1.5). El sistema entero está disponible en Campden BRI.

7 Seafood Spoilage and Safety Predictor (SSSP), (Predictor del Deterioro y Seguridad de Productos de la Pesca).
Desarrollado por el Danish Institute for Fisheries Research (DIFRES, Instituto Danés para Investigaciones Pesqueras) en Lyngby (Dalgaard *et al.*, 2002). El programa contiene

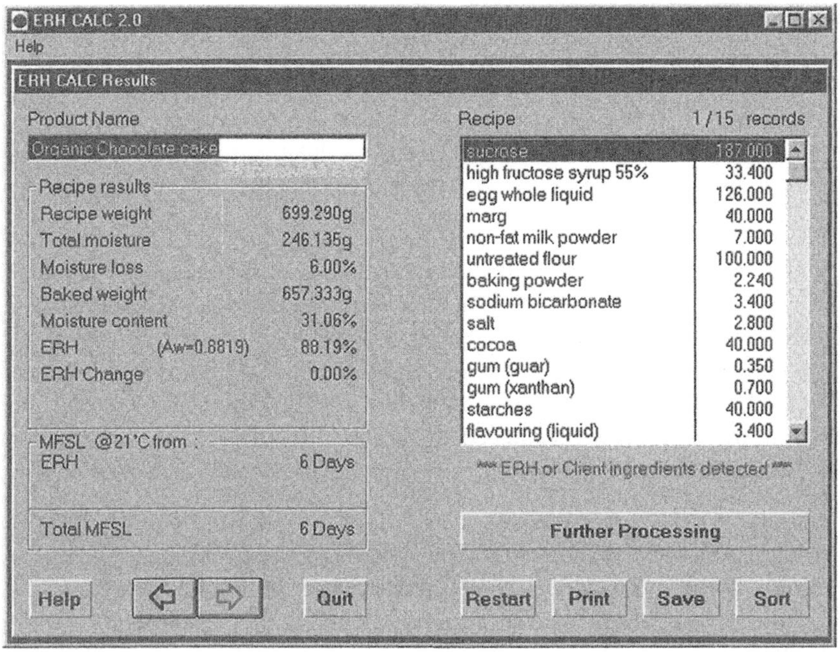

Figura 1.5 Predicción de la vida útil sin mohos de alimentos horneados por medio del ERH Calc. Reproducido con permiso de Campden BRI.

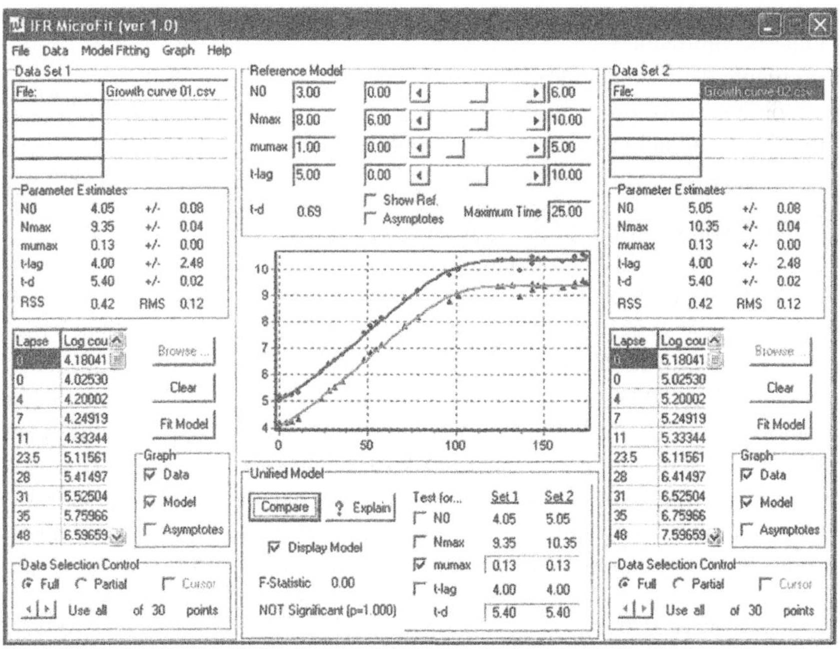

Figura 1.6 Pantallazo del programa MicroFit. Cortesía del Profesor Tim Brocklehurst, Instituto de Investigación Alimentaria, Norwich, RU.

dos tipos de modelos, el del ritmo de deterioro relativo (Relative Rate of Spoilage, RRS) y el modelo de alteración microbiológica (MS). Su última versión es mucho más amplia e incluye modelos de crecimiento y de sus límites para *Listeria monocytogenes* y otros para predecir la producción de histamina por la *Morganella psychrotolerans* y *Morganella morganii*. Puede descargarse gratis en la página del Instituto Nacional de Recursos Pesqueros de la Universidad Técnica de Dinamarca (http://www.dtuaqua.dk/).

8 MicroFit
Es un programa informático diseñado para analizar datos sobre el crecimiento microbiano (Fig. 1.6). Permite que el usuario compare los diferentes ratios de crecimiento de diferentes curvas y medir su relevancia estadística. Fue desarrollado por el Institute of Food Research (IFR, Instituto de Investigación Alimentaria) de Norwich en el Reino Unido, con dinero del Ministerio de Agricultura, Pesca y Alimentación y cuatro empresas alimentarias, pero hoy en día no tiene el apoyo del IFR. Los análisis que puede realizar MicroFit pueden ser también elaborados mediante DMFit, que forma parte de ComBase.

9 Sym'Previus (www.sympevius.org)
Consiste en una recopilación de herramientas para la toma de decisiones que incluyen a la microbiología predictiva (Leporq *et al.,* 2005). Se debe pagar una suscripción anual para tener acceso ilimitado a todas las herramientas informáticas. Los módulos disponibles son los siguientes:

- Módulo probabilístico.
- Ayuda para HACCP.
- Interfaces de crecimiento: Módulo de simulación de la interfaz proliferación/no proliferación.
- Módulo de simulación del crecimiento.
- Herramienta de ajuste de curvas de crecimiento.
- Módulo de simulación de destrucción térmica.
- Módulo de simulación de supervivencia bacteriana.
- Base de datos.

10 Purac® Modelo de control de *Listeria* 2012
La empresa Purac, con sede en Holanda, es un productor internacional de ingredientes alimentarios bioplásticos basados en ácidos lácticos y productos químicos. Purac® Modelo de control de *Listeria* 2012 es la culminación de una década de investigación sobre la *Listeria* por parte de la empresa. Es un modelo cinético de crecimiento de *Listeria monocytogenes* basado en las características del producto que incluyen la humedad, pH, sal, cloruro de potasio, nitrito sódico y actividad de agua, con o sin la adición de la formulación que contiene lactato potásico y diacetato sódico elaborado por Purac. A diferencia de anteriores versiones del modelo que estaban disponibles en un CD gratis o mediante descarga, ahora es una versión de uso en línea, que se puede acceder, previo registro, en http://www.purac.com/EN/Food/Calculators/Listeria-Control-Mode.aspx.[a]

[a] *N. del T.:* Durante la revisión de los enlaces, he podido comprobar que esa página no existe en la actualidad. Aparentemente sustituida por la siguiente: http://www.corbion.com/food/meat-and-poultry/solutions/listeria-control-model-2012 que es de aplicación a productos cárnicos y de carne de ave.

Los usos más importantes de los modelos predictivos microbiológicos son los siguientes (Walker, 2000; Anon., 2009; Legan *et al.*, 2009).

- Diseño y desarrollo de nuevos productos: Los modelos validados pueden utilizarse para valorar la probable estabilidad y seguridad microbiológica de la formulación de un producto. Además, permitirán responder las siguientes preguntas importantes para la determinación de la vida útil:
  - ¿Cuál será la concentración de microorganismos específicos a lo largo de los diferentes periodos de almacenamiento?
  - ¿Qué efecto tiene, sobre la vida útil, la reducción del contenido en sal en un 1%?

A este respecto, en la medida de lo posible, es mejor utilizar los modelos basados en alimentos que los que lo hacen en medios, ya que estos últimos suelen dar predicciones más conservadoras y cautelosas.

- Diseño del proceso: El proceso de elaboración es uno de los factores que más afecta a la vida útil. Con la ayuda de modelos validados para estudiar la inactivación de microorganismos, se puede diseñar el proceso para garantizar que se eliminan eficazmente los microbios.
- HACCP: Los modelos pueden ser útiles en varias fases del HACCP, como las descritas a continuación (McMeekin y Ross, 2002):
  - Análisis de peligros: En la identificación de los peligros microbiológicos.
  - Determinación de los puntos de control críticos (PCC): Para la identificación de las fases en las que es posible un crecimiento o eliminación de microorganismos y se puede conseguir o no un control crítico.
  - Establecimiento de límites críticos: Para responder las preguntas «que pasaría si» se realizan cambios en la formulación para establecer los límites críticos en cada PCC.
  - Establecimiento de acciones correctoras: Si se pierde el control en un PCC, se podrían cuantificar los cambios en la población microbiana asociados a la desviación en el proceso y especificar las acciones correctoras apropiadas.

Aunque se suele usar el HACCP únicamente para garantizar la seguridad alimentaria, ya que es un requisito legal en el Reino Unido y la Unión Europea, sus principios se pueden emplear para garantizar la calidad del producto y su vida útil (Rodrigues *et al.*, 2010). Esto implicará la identificación de los peligros relevantes para la calidad del producto que afecten a su vida útil y la determinación de sus puntos de control críticos.

- Evaluación de riesgos: La valoración de los riesgos para la seguridad microbiológica de los alimentos precisa el conocimiento del número de microorganismos presentes en el momento de consumo. Los modelos predictivos pueden ser de ayuda para conseguir ese objetivo. La valoración de estos riesgos es un área en rápido desarrollo y es de esperar que los modelos contribuyan, cada vez más, a una evaluación de riesgos cuantitativa de los patógenos alimentarios más importantes, como una medida más de la mejora de los estándares de seguridad alimentaria (Voysey *et al.*, 2007; Blackburn y McClure, 2009).
- Perfiles tiempo-temperatura: Durante el almacenamiento, los alimentos se ven afectados por variaciones ambientales como cambios en la temperatura. Si se conocen esas variaciones, se pueden utilizar los modelos predictivos para conocer sus efectos acumulativos en la vida útil microbiológica de los alimentos, especialmente de los refrigerados. La

integración de la función temperatura (TFI) ha demostrado ser eficaz para predecir, con precisión, el crecimiento de microorganismos indicadores mesófilos y de patógenos en productos refrigerados (McMeekin *et al.,* 1993). La técnica emplea el histórico de temperatura del producto y lo integra con las características de los microorganismos, a valoración, relacionadas con la temperatura. Se ha aplicado al almacenamiento, enfriado, distribución y exposición de alimentos (Gill, 1996).
- Formación y educación: Cada vez más, aumenta el uso de modelos predictivos como herramienta de formación y educación. Utilizados con cuidado, permiten a científicos y tecnólogos de alimentos conocer en más detalle cómo los diferentes factores como el pH, temperatura y composición, actúan independiente y combinadamente para afectar a la seguridad microbiológica y estabilidad de los productos alimentarios.

En la Tabla 1.5 se muestra un resumen actualizado de las posibles aplicaciones de la microbiología predictiva en el campo de la vida útil (microbiológica) de los alimentos (McMeekin *et al.,* 2007).

A pesar de que en los últimos tiempos el desarrollo de la aplicación de modelos microbiológicos predictivos para los alimentos, con su variabilidad e incertidumbre inherentes, ha sido casi explosivo, tiene limitaciones añadidas. En general, no se pueden utilizar fuera del rango de los factores utilizados para generar los datos del modelo. En el caso del crecimiento bacteriano, darán predicciones incorrectas en el caso de alimentos que contengan sustancias antimicrobianas naturales, por ejemplo. Igualmente, complementan pero no sustituyen, la experiencia y conocimientos de un microbiólogo. Si se utiliza Sym'Previus, PMP y Growth Predictor, se ha demostrado que a 10°C, un pH 6 y una a_w de 0,996, se puede alcanzar un incremento de 2 log de la concentración de *Listeria monocytogenes* en 48, 62 y 82 horas,

Tabla 1.5 Aplicaciones actuales de la microbiología predictiva[a].

Área de aplicación	Ejemplos
HACCP	Análisis de peligros preliminar Identificación y establecimiento de puntos de control crítico Establecimiento de acciones correctoras Evaluación de la importancia de la interacción entre variables
Evaluación de riesgos	Estimación de los cambios en el número de microbios durante la producción Valoración de la exposición a un patógeno concreto
Estudios de vida útil microbiológica	Predicción del crecimiento de un patógeno específico Predicción del crecimiento de microorganismos alterantes específicos
Desarrollo de productos	Efecto del cambio de la composición de un alimento en su seguridad y alteración Efecto del procesado en un alimento en su seguridad y alteración Evaluación del efecto del incumplimiento de las especificaciones
Integración de la función temperatura y la seguridad e higiene en las actividades de inspección	Consecuencias de los cambios/fluctuación de la temperatura en la cadena del frío para la seguridad y alteración de los alimentos

[a] Adaptado de McMeekin *et al.* (2007).

respectivamente (Membré y Lambert, 2008). Esos resultados son predicciones erróneas o confusas, especialmente para los desarrolladores de productos que probablemente utilicen la microbiología predictiva, pero que no necesariamente sean expertos en el modelado predictivo. La capacidad de los modelos predictivos para indicar la vida útil microbiológica de los alimentos sigue siendo limitada, a menos que se siga mejorando la comprensión de la relación existente entre el número de microorganismos, la ecología microbiana del alimento (inclusive la competencia microbiológica, interacciones, etc.) y el mecanismo de alteración de los productos. Además, los usuarios potenciales de sistemas informáticos, como ComBase, puede que no sean microbiólogos alimentarios o desarrolladores de modelos cualificados y por tanto necesiten formación adecuada para ser capaces de utilizar los modelos microbiológicos de modo competente y seguro, y de conocer sus virtudes y limitaciones.

La inversión por parte de UE en un proyecto de investigación colaborativo en este ámbito, no hace sino resaltar el aumento de la importancia de los modelos de microbiología predictiva. El proyecto se denomina SOPHY y está incluido en el Séptimo Programa Marco (FP7, en sus siglas en inglés) de la Comisión Europea, con una duración de tres años, del 1 de febrero de 2012 al 31 de enero de 2015 (Gering *et al.*, 2012). Su objetivo global es «el desarrollo de una herramienta informática para la predicción de vida útil, calidad y seguridad de los alimentos listos para su consumo». SOPHY está coordinado por ttz Bremerhaven de Alemania. Entre los colaboradores se incluye a Campden BRI, RU, la Universidad de Agricultura de Atenas y otras universidades europeas e industrias alimentarias, como Chainfood de Holanda (ver http://sophy-project.eu/ para más información).

Además de los modelos informáticos, se puede conseguir información en la materia y modelos de muchas otras fuentes. Como por ejemplo, en 2013, un número completo del *Journal of Food Control* (Diario del Control Alimentario) se dedicó a los modelos predictivos e incluyó 21 artículos seleccionados de la Séptima Conferencia Internacional sobre el Modelado Predictivo de la Calidad y Seguridad Alimentaria (ICPMF7, en sus siglas en inglés) que tuvo lugar en Dublín, Irlanda, entre el 12 y el 16 de septiembre de 2011 (Valdramidis *et al.*, 2013).

También se ha desarrollado y publicado modelos para predecir la vida útil teniendo en cuenta el deterioro no causado por razones microbiológicas (Floros y Gnanaskharan, 1993; McMurrough *et al.*, 1999; Bourlieu *et al.*, 2008; Knol *et al.*, 2009; Van Bree *et al.*, 2012). Salvo excepciones (Corradini y Peleg, 2006), la mayoría de ellos son específicos para algunos productos y requieren conocer con anterioridad los niveles críticos de humedad, oxígeno y otros factores que convierten en inaceptable al producto. Al igual que en el caso de los modelos microbiológicos, la complejidad de los alimentos hace que sea fundamental validar los modelos usando datos experimentales para garantizar una predicción de la vida útil apropiada y precisa. Existe una útil revisión de «modelado del deterioro químico y físico de los alimentos y bebidas» (Gallagher *et al.*, 2011).

1.12 ¿En qué consiste el análisis de prueba?

Se trata de una investigación de laboratorio sobre el comportamiento de un producto bajo una serie de condiciones experimentales controladas. En el contexto del establecimiento de la vida útil, los análisis de prueba se refieren a pruebas microbiológicas, su objetivo es la simulación de lo que le puede pasar al alimento durante la elaboración, distribución y manipulación posterior, después de la inoculación de uno o más microorganismos relevantes. Se cree que el origen de estas pruebas viene de los primeros tiempos de las industrias conserveras, en los que se inoculaban microorganismos a los productos enlatados. En esos estudios se utilizaban esporas del microorganismo alterante *Clostridium sporogenes*, altamente resistentes al calor, para poner a prueba el sistema de producción y conocer cuáles eran las características del proceso que reducirían una posible contaminación con *Clostridium botulinum* a un nivel aceptable. Un ejemplo bien conocido de análisis de prueba microbiológico, es el denominado análisis de composición microbiológica (Microbiological Composition Analysis, MCA) de emulsiones comestibles, desarrollado por Tuynenburg Muys en el Laboratorio de Investigación de Unilever en Holanda en los años 1960 (Tuynenburg Muys, 1965, 1971). El MCA ha sido integrado y desarrollado en el «código de producción de salsas emulsionadas y no emulsionadas estables y microbiológicamente seguras» que contengan ácido acético, conocido como el Código CIMSCEE (CIMSCEE, 1992). El código tiene dos partes principales, la primera que incluye las fórmulas para predecir si un producto es estable o seguro a temperatura ambiente basándose en la composición del mismo (ver Apéndice B); y la segunda que comprende los protocolos de los análisis de prueba para establecer la seguridad y estabilidad de un producto (Jones, 2000a). Es obvio que este tipo de pruebas deben ser realizadas en un laboratorio especializado, ya que son caras, necesitan tiempo, instalaciones y conocimientos adecuados. Además, cuando se cambia la formulación del producto o su perfil tiempo-temperatura, es preciso repetir los análisis de prueba. Las áreas en los que estos análisis son más útiles son:

- Determinar la seguridad de un producto y valorar el riesgo de intoxicación alimentaria después de que el HACCP haya identificado los organismos que pueden ser un peligro para el producto, en alguna etapa de su producción y distribución.
- Establecimiento de la vida útil mediante la inoculación en el producto de microorganismos alterantes que es probable que lo puedan contaminar, en condiciones de mercado.
- Evaluación de los efectos de las diferentes formulaciones del alimento sobre los microorganismos, ya sean patógenos o alterantes.
- Validación de los procesos térmicos como el procesado y envasado asépticos, la eficacia de los mismos se espera alta y por tanto no puede ser establecida vigilando los fallos que ocurran durante el proceso de elaboración normal.

En todos los casos, para obtener resultados adecuados, deben estar disponibles los recursos de laboratorio necesarios y los conocimientos precisos. Se han publicado guías detalladas para el diseño y planificación de análisis de prueba microbiológicos (Rose, 1987; Notermans *et al.*, 1993; Notermans e in't Veld, 1994; Betts, 2010). Este último trabajo de Betts proporciona un útil e informativo resumen de los análisis de prueba microbiológicos a las industrias alimentarias que estén pensando en realizarlos (Fig. 1.7). Por otro lado, además de cumplir con los requisitos de las leyes alimentarias sobre seguridad y salubridad, los laboratorios deben asegurarse que tienen en cuenta todo lo establecido en la Ley de Antiterrorismo, Crimen y Seguridad (Anti-terrorism, Crime and Security Act (2001) (TSO, 2001), lo que puede influir sobre los microorganismos a valorar. Durante los últimos años, ha aumentado el uso de los análisis de prueba para valorar la seguridad y estabilidad microbiológica, especialmente con relación a las bacterias psicrotrofas *Clostridium botulinum*

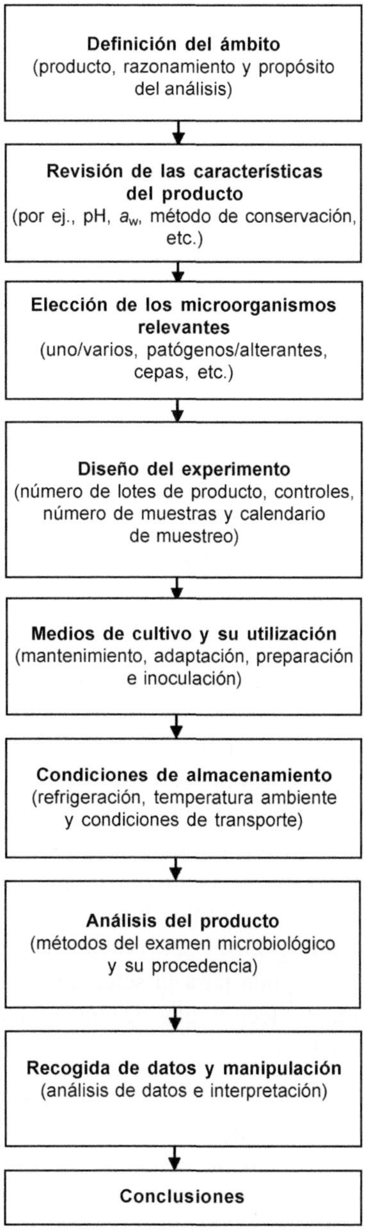
Definición del ámbito
(producto, razonamiento y propósito del análisis)
Revisión de las características del producto
(por ej., pH, a_w, método de conservación, etc.)
Elección de los microorganismos relevantes
(uno/varios, patógenos/alterantes, cepas, etc.)
Diseño del experimento
(número de lotes de producto, controles, número de muestras y calendario de muestreo)
Medios de cultivo y su utilización
(mantenimiento, adaptación, preparación e inoculación)
Condiciones de almacenamiento
(refrigeración, temperatura ambiente y condiciones de transporte)
Análisis del producto
(métodos del examen microbiológico y su procedencia)
Recogida de datos y manipulación
(análisis de datos e interpretación)
Conclusiones

Figura 1.7 Resumen de los análisis microbiológicos de prueba. Adaptado de Betts (2010).

y *Listeria monocytogenes*. Algunas de las razones para ellos se basan en la necesidad de garantizar la seguridad y estabilidad microbiológicas de cada vez más productos novedosos, particularmente los refrigerados y la publicacion de nuevas leyes alimentarias en la UE, como el Reglamento de la Comisión sobre Criterios Microbiológicos de los Alimentos (2073/2005/CE) (modificada).

1.13 ¿Se puede alargar la vida útil de un producto?

En muchos casos, la vida útil de un alimento puede ser prolongada. Los métodos para ello deben basarse en el conocimiento de los diferentes mecanismos implicados en el deterioro de los alimentos y comprobar que no afecta a la seguridad alimentaria y/o calidad del producto. Desde un punto de vista puramente científico, la capacidad de alargar la vida útil de los alimentos tiene que ser consecuencia del aumento del conocimiento de los mecanismos implicados en su deterioro. Casi siempre la decisión de alargar la vida útil es una decisión comercial. Por ejemplo, es irrelevante aumentar significativamente la vida útil de un producto refrigerado destruyendo en el proceso su imagen de «frescura». Sin embargo, en la práctica, el aumento de la vida útil que conlleve los siguientes beneficios, siempre es bienvenida:

- Disminución de los picos de producción.
- Aumentar el rango de productos ofrecidos al consumidor.
- Aumento de existencias por razones de temporada o por promociones especiales.
- Ampliación de la distribución.
- Disminución del producto devuelto por fallos en el producto o periodo de venta demasiado corto (este aspecto se ha convertido en beneficio creciente en los últimos años).

Por tanto, conocer el mecanismo de deterioro del producto es el primer paso para aumentar su vida útil. El siguiente será comprobar si se puede alargar la vida útil haciendo, sencillamente, las cosas mejor; este es un caso de optimización de recursos. Puede significar la repetición de los análisis de prueba, volver a estudiar los mecanismos de deterioro más importantes y los factores contribuyentes de los mismos. Por otro lado, es posible que sea necesario utilizar nuevas tecnologías para intentar alargar la vida útil. Aunque existen diferentes tecnologías de conservación de los alimentos y extensión de su vida útil, el objetivo de todas ellas es minimizar la presencia y crecimiento de los microorganismos, aunque, a la vez, suelen controlar otros mecanismos no microbiológicos de deterioro de los alimentos. Un buen conocimiento de las tecnologías de conservación, que proporcionan la seguridad y estabilidad microbiológicas, es de ayuda para la selección del método más apropiado de alargar la vida útil. Habitualmente, las tecnologías de conservación de los alimentos usan los siguientes mecanismos (Gould, 1996):

- Inactivación de los microorganismos, como en el caso de la pasterización, esterilización, irradiación y elaboración a alta presión.
- Impedir o inhibir el crecimiento bacteriano, como por ejemplo, refrigeración, congelación, deshidratación, curado, envasado al vacío o envasado en atmósfera modificada (MAP, en sus siglas en inglés), acidificación, fermentación y adición de conservantes.
- Restricción de acceso de los microorganismos a los productos, como el procesado aséptico, descontaminación (de materias primas, plantas de producción y ambiente) y envasado.

En la práctica, estas técnicas pueden ser utilizadas independientemente o, lo que es más frecuente, en combinación. Hoy en día existe la tendencia de usar procesos que permitan obtener productos menos tratados o conservados, sin poner en peligro su seguridad y, a menudo, de mayor calidad, tanto real como percibida (Ansorena *et al.*, 2014). Estos proce-

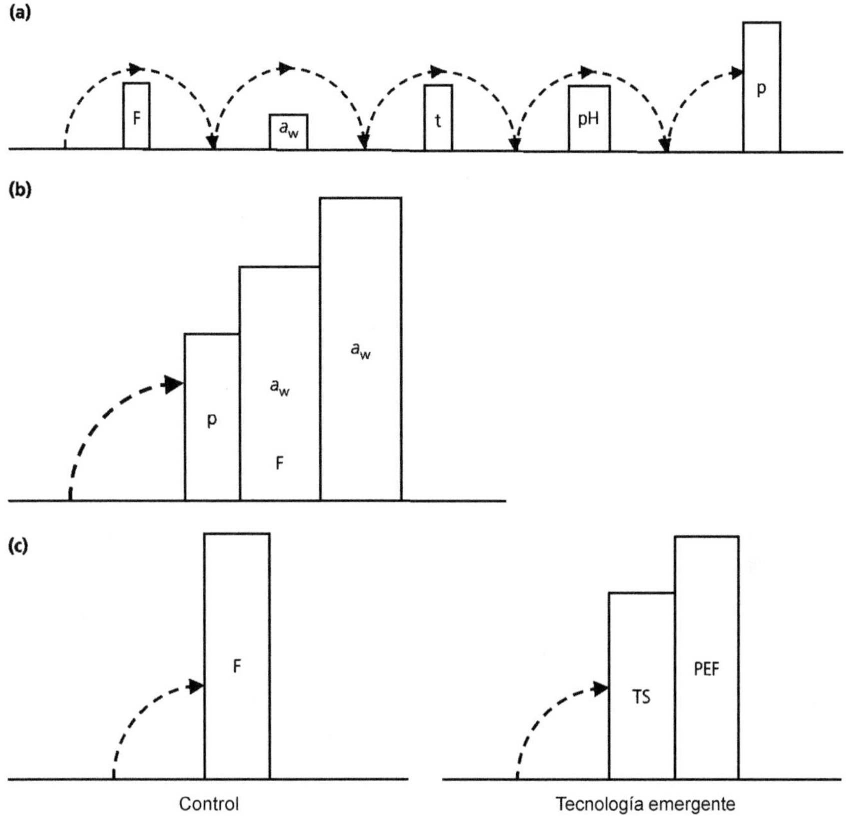

Figura 1.8 El «efecto obstáculo». (a) Principios de la tecnología de obstáculos, los obstáculos individuales puede ser simultáneos o consecutivos. a_w, actividad de agua baja; F, calentamiento; p, conservantes; pH, acidificación; t, refrigeración. Adaptado de Leistner (1992) y de Leistner y Gorris (1995). (b) Salchicha china (Guangdong La Chang (lap cheong cantonés)): producto tradicional de carne de cerdo conservado mediante varios factores. F, desecado rápido sobre carbón vegetal a 45-60°C hasta una a_w<0,92; p, nitratos/nitritos, sal, azúcar, salsa de soja. a_w, desecado posterior a temperatura ambiente hasta a_w<0,80. Adaptado de Leistner (1999). (c) Zumo de naranja tratado por termosonicación (TS) y campos eléctricos pulsados (PEF, en sus siglas en inglés). F, pasterización a alta temperatura y tiempo corto (94°C/26s), (HTST, en sus siglas en inglés); PEF, campos eléctricos pulsados continuos (40 kV cm^{-1} durante 150 μs); TS, termosonicación (55°C/10 min). Adaptado de Walkling-Ribeiro *et al.* (2009).

dimientos, que utilizan los factores conservantes en conjunto para dañar menos la calidad del producto, se han denominado tecnologías de obstáculos (hurdle technologies en inglés) (Leistner, 2000). La Figura 1.8 muestra el «efecto obstáculo» usando ocho ejemplos (Leistner, 1992).

La Tabla 1.6 muestra algunos ejemplos de aumentos exitosos de la vida útil que muestran evidencia del conocimiento del mecanismo de deterioro implicado en cada caso. En algunas ocasiones, como en la producción comercial de mermelada, salsas, condimentos de ensalada, jamón, salchichas y puré de aguacate, además del aumento de la vida útil, el uso de tecnologías de conservación modernas, como el procesado a altas presiones, ha permitido

Tabla 1.1 Ejemplos de prolongación de la vida útil con éxito.

Producto alimentario	Principal mecanismo de deterioro	Técnica para prolongar la vida útil
Alimentos refrigerados, por ej., lonchas de jamón cocido	Cambios microbiológicos Cambios bioquímicos	Enfriado y almacenamiento en refrigeración Envasado en atmósfera modificada Uso de secuestrantes del oxígeno
Alimentos elaborados refrigerados de larga duración, por ejemplo los productos *sous vide*	Cambios microbiológicos	Envasado al vacío Procesado a baja temperatura (65-95°C) Almacenamiento en refrigeración (0-3°C)
Pan en lonchas	Crecimiento de mohos Resecado Transferencia, redistribución y pérdida de humedad	Uso de conservantes Uso de emulsionantes Uso de envase no permeable
Leche	Cambios microbiológicos	Pasterización Microfiltración (por ej., PurFiltre™)
Tartas de frutas	Crecimiento de mohos	Irradiación con UV
Zumo de naranja	Cambios microbiológicos Cambios bioquímicos	Procesado a alta presión (Mermelstein, 1998)
Filetes frescos de pechuga de pollo	Cambios microbiológicos Cambios bioquímicos Cambios organolépticos	Alta presión hidrostática Cobertura líquida antimicrobiana comestible Envasado en atmósfera modificada (Rodríguez-Calleja *et al.*, 2012)

producir un alimento de categoría superior al elaborado con métodos convencionales (Johnston, 1994; Sizer, 2000). Un concepto, que se está desarrollando como elemento tecnológico para aumentar la vida útil, es el uso de materiales de envasado activos e inteligentes y objetos que se pretende entren en contacto con el alimento (Vermeiren *et al.*, 1999; Dainelli *et al.*, 2008). De hecho, el uso de la tecnología de secuestro de oxígeno (oxygen scavenging) combinada con el MAP ha prolongado el tiempo de almacenamiento de los alimentos refrigerados cárnicos listos para su consumo. Es tanta la relevancia comercial de este avance que el uso de materiales inteligentes y objetos que se pretende estén en contacto con los alimentos está regulado en la UE (EC, 2009; Restuccia *et al.*, 2010). El Reglamento CE n.º 450/2009, define «materiales y objetos activos» como aquellos destinados a prolongar la vida útil, o mantener o mejorar las condiciones del alimento envasado. Están diseñados para incorporar deliberadamente componentes que liberarán o absorberán sustancias en o del alimento envasado o del medio que lo rodea. Son ejemplo de estos sistemas de absorción/secuestro activos los absorbentes de humedad que recogen los líquidos que se generan en los envases de carne, carne de ave y pescado y los secuestradores de oxígeno diseñado para capturar el oxígeno residual del ambiente que rodea al alimento o del propio alimento, como en el caso de la pasta, leche en polvo y galletas envasadas. Algunas de las aplicaciones que han generado muchos esfuerzos de investigación y desarrollo, son las de sistemas que tengan una sustancia (de modo convencional o de nanopartículas), como por ejemplo un aditivo conservante o enzima injertado o inmovilizado en el envase y que tiene un efecto sobre el alimento (Cushen *et al.*, 2012; Sung *et al.*, 2013).

El mismo Reglamento define los «materiales y objetos inteligentes» como aquellos que vigilan el estado del alimento envasado o el ambiente que lo rodea. Algunos ejemplos son los indicadores de tiempo y temperatura que informan sobre si se ha superado el umbral de temperatura durante un tiempo dado y/o calculan el tiempo mínimo que ha estado el producto por encima de ese umbral (en otras palabras, el histórico de tiempo y temperatura), desde que se envasa el producto hasta su consumo. Se ha publicado una guía para el Reglamento (CE) n.º 450/2009 y está disponible para la UE (EC, 2011b).

En otros casos, incluso cuando no sea necesaria la prolongación de la vida útil, la mejor comprensión de los mecanismos que deterioran a los alimentos debería llevar a una mejor garantía y mayor confianza en las vidas útiles establecidas para los alimentos.

1.14 ¿En qué consisten las pruebas de almacenamiento para establecer la vida útil?

La manera más habitual y directa de establecer la vida útil de un producto, es realizar pruebas de almacenamiento del producto a estudio, en condiciones similares a las que suelan tener lugar durante el almacenamiento, distribución, exposición para la venta y uso por el consumidor. Este enfoque puede no ser aceptable si la vida útil prevista es muy larga. En este caso, se suelen utilizar técnicas como el ASLT (ver Sección 1.7). Por supuesto, si el producto estudiado es una variante de otro ya existente, para adelantar la posible vida útil, suele ser suficiente realizar una previsión basada en las experiencias adquiridas durante su producción y en conocimientos científicos fundamentados. Los siguientes aspectos relativos a las pruebas de almacenamiento deben ser tenidos en cuenta.

1.14.1 Objetivos de las pruebas de almacenamiento

El objetivo de las pruebas de almacenamiento es el factor que determina no sólo cómo se diseñará, planificará y realizará el experimento, sino cómo se interpretarán los resultados. El mismo alimento destinado tanto para la venta minorista, como para el servicio de comidas en un mostrador de comidas preparadas, en el que se venderá en porciones a lo largo de un tiempo (vida útil secundaria), precisará de dos experimentos distintos que tengan en cuenta esos destinos diferentes.

1.14.2 Características del almacenamiento

Las características del almacenamiento pueden ser fijas o variables. Sus condiciones reales dependerán del producto investigado y del conocimiento que tenga el experimentador sobre la cadena de distribución prevista hasta llegar al consumidor y ser utilizado. En condiciones ideales, para cada grupo de características del almacenamiento, deben estar disponibles las siguientes variables:

- Condiciones óptimas. Son las circunstancias de almacenamiento, temperatura, humedad, luz, etc., más favorables. Su cumplimiento proporcionará datos para establecer la vida útil más optimista.

- Condiciones medias o típicas. Son las más esperables. El almacenamiento que las cumpla proporcionará datos para establecer la vida útil para la mayoría de la producción, durante la mayor parte del tiempo.
- Peores condiciones posibles. Son las condiciones más extremas, en las que es probable que se encuentre el producto. El almacenamiento en estas condiciones debe dar datos para establecer la vida útil más conservadora. Cuando se usan para establecer la vida útil, deben proporcionar un margen de seguridad que haga improbable, en la práctica, que el producto falle por una vida útil insuficiente.

Las condiciones de almacenamiento que se usan habitualmente son:

- Productos congelados: –18°C o inferior. La humedad relativa habitualmente cercana al 100%.
- Productos refrigerados: De 0 a +5°C, con máximo de +8°C, la humedad relativa suele ser muy alta (TSO, 2013).
- Clima templado: A 25°C y 75% de humedad relativa (Cairns, 1974).
- Tropical: A 38°C y 90% de humedad relativa (Cairns, 1974).
- Control: Las condiciones para muestras de control del almacenamiento suelen ser las óptimas, ya sean a temperatura ambiental, refrigeración o congelación.

Diferentes países, incluso dentro de la UE, pueden tener requisitos diferentes. Por ejemplo, Bélgica y Holanda establece un máximo de 7°C para los productos refrigerados y España entre 0 y 3°C (Goodburn, 2000). Los alimentos refrigerados destinados a la exportación, deben cumplir con las condiciones estipuladas por el país de destino y las pruebas de almacenamiento deben realizarse de acuerdo a ellas. El almacenamiento en condiciones variables utiliza unas instalaciones de almacenamiento que pueden establecer diferentes ambientes para el mismo, por ejemplo con las luces y la calefacción encendiéndose a intervalos establecidos, diseñadas para imitar la situación que se espera soporte el producto en la realidad. Obviamente, ese tipo de instalación es cara y por ello, con el objeto de calcular la vida útil, se prefiere realizar las pruebas en una situación de almacenamiento fija. Sea el sistema que se use, se deben vigilar y registrar cuidadosamente las características del almacenamiento para garantizar una interpretación correcta y lógica de los datos.

1.14.3 Muestreo de las pruebas de almacenamiento

La composición o formulación del producto, el modo en el que se obtuvieron las muestras y los materiales de envasado utilizado son factores clave que deben ser registrados y controlados. De hecho, las muestras piloto suelen ser elaboradas por lotes, mientras que las tomadas durante la producción, con toda probabilidad, se habrán producido de manera continua o semicontinua. Eso puede hacer que las diferencias entre las piloto y las de producción sean lo suficientemente significativas para afectar a las pruebas de almacenamiento.

Se debe elegir cuidadosamente el número y tamaño de las muestras, tienen que ser proporcionales a los objetivos de las pruebas de almacenamiento. Idealmente, el alimento se debe almacenar en el mismo paquete o contenedor que se vaya a utilizar cuando se realice la producción a gran escala. Hay que tener mucho cuidado y asegurarse de que todos los paquetes se almacenan exactamente en las mismas condiciones.

El número de muestras a tomar está, principalmente, condicionado por el calendario de muestreo de las pruebas de almacenamiento. A su vez, el calendario de muestreo se ve afectado por el tipo de producto, su uso esperado, la vida útil prevista o requerida y las pruebas a realizar para evaluar sus cambios durante el almacenamiento. Sirva el siguiente ejemplo: Se estudian figuritas de pasta, estables a temperatura ambiente, en salsa de tomate y envasadas en bandejas plásticas multicapa con una vida útil deseada de un año. Se precisaron un total de 350 muestras para las pruebas de almacenamiento a tres temperaturas diferentes, a saber: 2°C (control), 25°C (normal) y 35°C (peores condiciones posibles) (Goddard, 2000). En caso de duda, es mejor pecar de generoso para evitar quedarse sin muestras durante la prueba de almacenamiento.

Bastantes tipos de alimentos se ven afectados por la congelación y descongelación. Cuando no se puedan mantener las muestras de control en congelación, por no ser adecuado, deben existir instalaciones para preparar las muestras de referencia en fresco, de manera que sean iguales a las muestras tomadas en cualquier momento durante una prueba de almacenamiento.

1.14.4 Calendario de muestreo

Se han publicado diseños diferentes de experimentos para establecer la vida útil basados en enfoques estadísticos (Gacula, 1975). Sin embargo, en la práctica, el calendario de muestreo elegido viene establecido por la vida útil anticipada por el experimentador o por la que quiere el cliente. A continuación se citan a modo de ejemplo algunos calendarios de muestreo:

- Productos de vida útil corta. En el caso de productos refrigerados con una vida útil hasta de una semana, como platos preparados, se toman diariamente muestras para su análisis.
- Producto de vida útil media. Para productos con una vida útil de hasta tres semanas, como algunos tipos de bizcochos y repostería, se toman las muestras en los días 0, 7, 14, 19, 21 y 25.
- Productos de vida útil larga. En el caso de productos con una vida útil de hasta un año, como conservas, se toman muestras mensuales o en los meses 0, 1, 2, 3, 6, 12 y (quizá) 18. La frecuencia exacta dependerá del producto y de lo que se conoce de su comportamiento durante su almacenamiento.

1.14.5 Pruebas de vida útil

Las pruebas de vida útil suelen ser específicas para cada producto y pueden incluir alguno o todos los elementos siguientes (ver Sección 1.9):

- Análisis químicos.
- Análisis microbiológicos, incluyendo análisis de prueba.
- Análisis fisicoquímicos.
- Análisis físicos como pruebas reológicas, examen microscópico, pruebas de vibración, etc.

Y, en todos los casos:

- Evaluación sensorial.

Teniendo la certeza sobre la seguridad del producto, la evaluación sensorial es sin duda la prueba más apropiada para evaluar los cambios durante las pruebas de almacenamiento. Para garantizar que los datos obtenidos son correctos, precisos y fiables, hay que cumplir una serie de requisitos que se citan a continuación (Kilcast, 2011):

1 Deben definirse claramente los objetivos de la evaluación sensorial.
2 Debe disponerse de un lugar adecuado para realizar las pruebas sensoriales.
3 Deben utilizarse técnicas adecuadas.
   - Pruebas analíticas (orientadas al producto): Pruebas diferenciales (discriminativas) y pruebas cuantitativas como el análisis descriptivo cuantitativo (Quantitative Descriptive Analysis, QDA).
   - Pruebas hedonísticas (orientadas al consumidor): Pruebas de preferencia y aceptabilidad.
4 Se deben seleccionar y formar asesores adecuados (panelistas).
5 La obtención y análisis de los datos debe ser correcta y los datos presentados eficazmente.

Existen muchas publicaciones que pueden servir de guía para el uso de la evaluación sensorial en los análisis de vida útil (IFT, 1981; O'Mahony, 1986; Labuza y Schmidl, 1988; Lawless y Heymann, 1998; Carpenter *et al.*, 2000; Stone y Sidel, 2004; Kilcast, 2011). En los últimos años, ha aumentado el interés sobre el uso de métodos centrados en el consumidor, especialmente en el análisis de supervivencia (de microorganismos), a la hora de evaluar la vida útil del alimento. Las primeras impresiones de este tipo de pruebas, utilizando la experiencia directa del consumidor, parecen que proporcionan un medio más preciso para estimar la vida útil de la calidad del producto, desde un punto de vista en el que la seguridad microbiológica alimentaria juega un papel mayor que el deterioro del alimento, en las consideraciones sobre la vida útil (Chambault, 2013).

1.15 Desperdicio de alimentos y vida útil: ¿Dónde está el problema?

De acuerdo con la Organización de las Naciones Unidas para la Alimentación y la Agricultura (FAO), un tercio de los alimentos para el consumo humano, es decir unos 1.300 miles de millones de toneladas se desechan al año (FAO, 2013). En Europa, utilizando las cifras de la Comisión Europea, unos 90 millones de toneladas o 180 kg per cápita, excluyendo los desechos agrícolas y pesqueros, se tiran a la basura cada año. El Parlamento Europeo ha designado el año 2014, como «año europeo contra el desperdicio de alimentos» (EC, 2013). Aparentemente, el desperdicio de alimentos es tan alto en la Unión Europea como en los países en desarrollo, en el primer caso más del 40% de los desechos tienen lugar en la venta minorista y en el domicilio del consumidor, mientras que en el segundo caso, se desecha el mismo porcentaje tras el cosechado y durante la elaboración. Los alimentos se desperdician a lo largo de toda la cadena: Por agricultores, industria alimentaria, minoristas, servicio de comidas y consumidores. Las causas son variadas y a menudo específicas de cada sector, pero las más citadas son las siguientes (EC, 2013):

- Falta de concienciación.
- No planificación de las compras.
- Confundir «caducidad» con «consumo preferente».
- Desconocimiento sobre cómo utilizar las «sobras» en el domicilio.
- Raciones normalizadas, dificultad de predecir el número de clientes en el servicio de comidas.
- Ineficacia en la gestión de existencias.
- Estrategias de mercadotecnia (2 por 1, comprar uno y otro de regalo).
- Estética del producto en la venta al detalle.
- Sobreproducción.
- Daños en el producto y envase en la elaboración y producción de alimentos.
- Almacenamiento inadecuado, en toda la cadena.
- Envases inadecuados.

La confusión entre «caducidad» y «consumo preferente» y su significado han sido identificados por la FSA como aspectos preocupantes (ver Sección 1.3). Se necesita más educación de los consumidores para ayudarles en la compresión de esas declaraciones de «duración mínima», primariamente por razones de seguridad alimentaria y también por motivos de calidad, y de ese modo reducir el desperdicio de alimentos. En el caso de los productores y elaboradores de alimentos, tienen ahora un gran incentivo para establecer con precisión la vida útil de sus productos por razones legales, de calidad y económicas.

1.16 Resumen

Los siguientes son algunos de los aspectos clave:

- La vida útil es un requisito importante de los alimentos de hoy en día.
- Los dos aspectos más importantes de una vida útil aceptable son la seguridad alimentaria y una calidad que cubra las expectativas del consumidor.
- En la UE y en el Reino Unido, el indicar en la etiqueta una fecha máxima de consumo apropiada y fiable es un requisito legal. Esta fecha debe reflejar fielmente la vida útil del producto y ser utilizada con los términos «caducidad» o «consumo preferente».
- La responsabilidad de establecer la vida útil de un producto recae en el elaborador y/o envasador.
- El compromiso y conocimiento de la gerencia es fundamental para que la vida útil se establezca de manera competente, dado que son necesarios recursos suficientes para realizar bien esa tarea.
- La vida útil se establece por medio de pruebas de almacenamiento del producto en determinadas condiciones.
- En muchos casos, y por diferentes razones, la vida útil puede ser estimada, predicha o determinada indirectamente por medio de pruebas rápidas, análisis microbiológicos de prueba y/o el uso de programas informáticos adecuados.
- Para establecer la vida útil y en su caso, poder alargarla, es fundamental el conocimiento de los mecanismos de deterioro de los alimentos.

- La vida útil de los alimentos raramente se ve afectada por un único factor, normalmente son varios los que la afectan a la vez.
- La manera más eficaz de gestionar la vida útil es una aplicación cuidadosa, en la producción y elaboración, de los principios de las BPFs, los cuales son la piedra angular de las normas de aseguramiento de la calidad hoy en día.
- Las fechas de «caducidad» y «consumo preferente» de un producto alimentario no sólo son un requisito legal en el Reino Unido y en la Unión Europea, también son razonables desde el punto de vista económico y comercial, como modo de reducir el desperdicio innecesario de alimentos.

SECCIÓN 2

Cómo se deterioran y estropean los alimentos

2.1 Procesos por los que se deterioran y estropean los alimentos

Todos los alimentos se deterioran. El modo en que eso ocurre puede obedecer a razones complejas y normalmente tiene lugar más de un proceso a la vez o un mecanismo puede generar otro de deterioro y alteración. El conocimiento y comprensión de los mecanismos implicados en el deterioro de un alimento permite al que ha desarrollado el producto o al que investiga su vida útil, identificar y controlar los factores que influyen en la misma. A pesar de que no es posible evitar completamente el deterioro de un producto, se pueden encontrar soluciones para retrasar o minimizar su impacto, de manera que el producto tenga un periodo de vida útil aceptable desde el punto de vista comercial. A continuación, con el objetivo de no ser demasiado exhaustivos, se muestran los mecanismos de deterioro mejor conocidos.

2.1.1 Procesos y cambios físicos

Transferencia de humedad y/o vapor de agua

Para muchos alimentos, el agua es el principal y uno de sus componentes más importantes. El agua no sólo es un medio para reacciones químicas y bioquímicas, sino que también participa en algunas de ellas. Desde el punto de vista microbiológico, el agua (o mejor dicho, la actividad de agua) es uno de los factores más críticos, determinando si tendrá lugar un crecimiento bacteriano o no. Igualmente importante es el hecho de que afecta a las propiedades sensoriales de los alimentos, como plasticidad, blandura, textura, pegajosidad, cuajado y cristalización (Roudaut y Debeaufort, 2010). Por ello, muchos alimentos tienen la capacidad de aumentar, disminuir y migrar su contenido de humedad (o vapor de agua), dependiendo del sentido en el que se realice la transferencia de humedad y/o vapor de agua. La Tabla 2.1 muestra algunos ejemplos de este deterioro.

La transferencia de humedad o vapor de agua ocurrirá entre elementos adyacentes de un producto compuesto o entre el alimento y el ambiente, en la medida en la que exista un gradiente de humedad o actividad de agua. La magnitud de ese gradiente influirá en el ritmo de transferencia. Se han elaborado diferentes modelos, basados en las leyes de Darcy o de Fick, para describir el proceso de la transferencia de humedad/vapor de agua (Roudaut y

Tabla 2.1 Ejemplos de cambios en la calidad debidos a transferencia de humedad y/o vapor de agua.

Producto	Cambio en la calidad	Mecanismo de deterioro
Vegetales frescos	Marchitado	Pérdida de humedad
Frutas frescas	Aspecto seco y poco atractivo	Pérdida de humedad
Ensaladas listas para comer	Pérdida de textura y brillo	Pérdida de humedad
Ensaladas aliñadas, por ej., ensalada de col	Cambios en la textura de los vegetales, cambios en la consistencia del aliño	Migración de humedad de los vegetales al aliño
Galletas	Reblandecimiento, pérdida de textura	Ganancia de humedad
Cereales de desayuno	Pérdida de textura, dejar de ser crujientes	Ganancia de humedad
Pasteles envasados no refrigerados	Endurecimiento de la textura, resecado	Pérdida de humedad
Aperitivos envasados	Pérdida de textura	Ganancia de humedad
Caramelos duros	Hacerse más pegajosos	Ganancia de humedad
Bebidas en polvo	Apelmazamiento	Ganancia de humedad
Carne congelada	Quemaduras por frío	Transferencia de vapor de agua: sublimación del hielo

Debeaufort, 2010). Además esa transferencia no se verá detenida a temperaturas inferiores a 0°C, como las existentes en un congelador, por ello es una práctica habitual el recubrimiento de los conos de barquillos para helados con una película grasa, por ejemplo una cobertura con aspecto de chocolate, para retrasar el reblandecimiento causado por la migración de humedad a los conos. Sin embargo, la protección sólo será completa si los conos se envasan con materiales que los protejan del ambiente del expositor o congelador.

Roudaut y Debeaufort (2010), publicaron una interesante revisión sobre «el modelado de la transferencia de humedad en los alimentos», que abarca la transmisión que tiene lugar en el propio alimento y entre éste y el ambiente que lo rodea, así como las que ocurren a través de los envases o coberturas comestibles. La mayor parte de los modelos son empíricos.

Transferencia física de sustancias diferentes a la humedad y/o vapor de agua

La transferencia, desde el alimento o a él mismo, de sustancias, diferentes a la humedad, que afecten a la seguridad y/o calidad del producto, suelen afectar a la vida útil. A continuación se citan algunos efectos de cambios en la calidad debidos a este mecanismo de deterioro.

Cambios en la calidad debidos a transferencias desde el alimento:

- Todos los alimentos pierden aroma con el envejecimiento, unas veces por los procesos de transferencia de masas como la difusión o evaporación, o por causa de la degradación de los aromas, o por ambas causas. Se necesita mucha más investigación en este área, ya que falta información sobre la estabilidad de los componentes deseables o caracterizadores de los aromas y del papel que juegan en la vida útil de los alimentos (Reineccius, 2010).
- La pérdida de dióxido de carbono de las bebidas refrescantes carbonatadas envasadas en botellas de PET (polietileno), causa la pérdida de efervescencia. Hasta un 60% del contenido inicial de dióxido de carbono se puede perder en las botellas de 500 ml de agua

tónica o gaseosa, tras sólo 6 meses de almacenamiento a temperatura ambiente (Matthews, 1995).

- Adsorción de aromas (limonenos y otros) por parte de los envases de los zumos de naranja embotellado en recipientes de polietileno de alta densidad, lo que disminuye la intensidad del aroma a cítricos de la bebida (Nielsen y Jägerstad, 1994).

Cambios en la calidad debidos a transferencias al producto:

- Kilcast (2010) propuso que un aroma «extraño» (*taint*[a]) se defina como «aquel olor causado por la contaminación externa del producto» mientras que «desagradable» (*off-flavour*[a]) sería «el causado por los cambios que tienen lugar durante el deterioro del alimento». El desarrollo de aromas extraños o desagradables puede tener lugar en todas las etapas de la elaboración y distribución de alimentos y por diferentes causas en cada una de ellas. Normalmente, las sustancias causantes de esos olores están presentes en concentraciones de partes por millón (ppm) o incluso de partes por billón (ppt[b]). Entre los alimentos susceptibles a padecer este problema están las hojas de té por su gran superficie y los derivados del chocolate por su alto contenido en grasa. Existe disponible una excelente revisión sobre este tema (Kilcast, 2010).
- Sustancias como los monómeros y aditivos (en plásticos) y metales pesados (en cartón (Conti, 1998)) pueden migrar de los materiales de envasado a los alimentos, con la capacidad potencial de aumentar los problemas de seguridad alimentaria y/o calidad. En la Unión Europea, la migración de sustancias a partir de los materiales en contacto con los alimentos está regulada por el Reglamento (CE) n.º 1935/2004 sobre los materiales y objetos destinados a entrar en contacto con alimentos y sus modificaciones (EC, 2004b; TSO, 2012). Entre los principios generales de este Reglamento Marco se incluyen los requisitos que deben cumplir materiales en contacto con los alimentos:
  - Ser seguros.
  - No deben transmitir a los alimentos ninguno de sus componentes, en cantidades que pongan en peligro la seguridad de las personas, ni cambiar la composición del alimento de manera inadmisible, ni tampoco alterar su sabor o aroma.
  - Deben elaborarse de acuerdo con las buenas prácticas de fabricación, según lo establecido en el Reglamento (CE) n.º 2023/2006 (CE, 2006c).
  - Son trazables a lo largo de la cadena de producción.

Estabilidad de los alimentos relacionada con la cristalización

Los alimentos sólidos pueden encontrarse en estado amorfo/vítreo (como caramelos o leche en polvo) o cristalino (por ej., chocolate, dulces, mantequilla y helados). Esas

---

[a] *N. del T.:* Los conceptos expresados por las palabras *taint,* que en inglés quiere decir manchado, contaminado y *off-flavour,* que indica olor/aroma extraño no tienen una transferencia clara al castellano. De hecho, incluso en inglés se puede encontrar literatura que describe al revés de lo que el autor menciona en el texto (ver *Taints and off-flavours in food,* editado por Brian Baigrie, 2003. ISBN 1 85573 449 4 (book) 1 85573 697 7 (e-book)). Por todo ello se ha optado por el compromiso de llamar extraño al original *taint* y desagradable a *off-flavour.* Sin embargo, eso no quiere decir que sea una acepción admitida en castellano, sólo se ha realizado para intentar clarificar los conceptos, pero es posible que en otros textos se encuentre otras alternativas, posiblemente más acertadas.

[b] *N. del T.:* ppt viene de *parts per trillion.* En nomenclatura inglesa un trillón son 10^{12} unidades.

microestructuras influyen mucho en la percepción y aceptación por parte del consumidor y, por tanto, son críticas para su vida útil. En Europa, el tofe es un caramelo masticable con bajo contenido en humedad, normalmente del 7,5%, con una microestructura amorfa. Una de las mayores alteraciones que sufre durante el almacenamiento es la cristalización. Normalmente, cuando la humedad del ambiente de almacenamiento supera el valor de la humedad relativa de equilibrio del tofe (48-50%), el caramelo capta humedad. Desde el punto de vista físico, el tofe es una emulsión sólida de gotitas de grasa dispersas en una matriz muy saturada de azúcar, en la que los sólidos lácteos no grasos están dispersados. Lo que ocurre es que la supersaturación de la fase continua actúa como la fuerza que induce a la cristalización. Esta cristalización, aunque es una fase no deseada, es preferible desde el punto de vista termodinámico. Una vez ha comenzado, avanza rápidamente hacia el centro del producto, proporcionando al caramelo una textura grumosa poco característica y deseable. En el caso del chocolate, que es un alimento cristalino, es esencial la correcta formación de los cristales, de manteca de cacao, para elaborar un producto con la textura y brillo correctos y, también, que pueda ser estable durante el almacenamiento. En el proceso de producción del chocolate, es precisa una etapa de atemperado para que la manteca de cacao cristalice de modo correcto, es decir, en una estructura V (con un patrón cristalino beta y punto de fusión de 33,9°C). Si no se ha atemperado adecuadamente, puede que durante el almacenamiento aflore la grasa *(fat bloom),*que se manifiesta en un empalidecimiento de la superficie debido a que la manteca se recristaliza, pasando de los polimorfos más estables (formas I-IV) a los más inestables (V-VI) (Subramaniam, 2011). Otras dos razones por las que puede tener lugar ese afloramiento en el chocolate, son la licuación y recristalización de los cristales de grasa, durante un almacenamiento con temperaturas fluctuantes y la cristalización debida a la incompatibilidad de la manteca de cacao con otras grasas añadidas.

La cristalización del azúcar o afloramiento de azúcar puede tener lugar en la superficie del chocolate. Está causada por la absorción de humedad en la superficie por la condensación de agua, condiciones de almacenamiento frías y húmedas o migración de la humedad en un producto multicomponente y con cobertura de chocolate. La formación de cristales en alimentos amorfos o los cambios en la estructura cristalina en materia de forma, tamaño y distribución de los cristales en los alimentos sólidos y cristalinos puede afectar a sus propiedades organolépticas y sensoriales, provocando un deterioro de su calidad y, a menudo, una reducción de su vida útil (Bund y Hartel, 2010).

Desestabilización de las emulsiones

Los alimentos emulsionados son complejos. Las emulsiones consisten en dispersiones de líquidos inmiscibles, en el que uno se dispersa en gotitas individuales (fase dispersa) en el otro, fase continua. Son de aceite en agua (O/W), como la leche, nata y mayonesa o agua en aceite (W/O), como la mantequilla y la margarina. Estas sustancias son termodinámicamente inestables por lo que se deben estabilizar cinéticamente, es decir, homogeneizadas, a menudo con la ayuda de estabilizantes y emulsionantes para conseguir la vida útil precisa. Los surfactantes de molécula pequeña, como las lecitinas, proteínas tipo caseinato sódico y espesantes (por ej., alginatos) son utilizados como emulsionantes y estabilizantes. Los mecanismos, más importantes de desestabilización de las emulsiones son, sedimentación, agregación, coalescencia, coalescencia parcial e inversión de fases, que producen efectos indeseables en los alimentos y bebidas (Ghosh y Rousseau, 2010). El mecanismo de acción de los emulsionantes consiste en la reducción de la tensión superficial entre las fases oleosas y acuosas y/o formación de un film mecánico cohesivo alrededor de las gotitas que impide su coalescencia, es decir, su unión en gotas más grandes que desestabilizarían la emulsión (Dickinson, 1992). Hoy en día, no son comunes los problemas de vida útil de los alimentos emulsionados. Una complicación bien conocida es la formación de anillos oleosos en los refrescos (Ashurst y Hargitt, 2009). A menudo se añaden a esos productos aceites esenciales, obtenidos a partir de cítricos, con la intención de que formen una emulsión, tipo aceite en agua, mediante el empleo de emulsionantes autorizados y la necesaria homogenización. Normalmente son muy estables pero pueden romperse si se someten a altas temperaturas durante mucho tiempo, como cuando el refresco es tratado excesivamente por el calor o ha sido almacenado a temperaturas muy altas durante largo tiempo. Existe disponible información complementaria sobre las emulsiones (Dickinson y Stainsby, 1988; McClements, 2004).

Sinéresis de geles alimentarios, inclusive la retrogradación del almidón alimentario

Se conoce por sinéresis a un fenómeno no deseable (quizá excepto el que tiene lugar cuando se induce la formación de geles mediante el uso de cuajo en la elaboración de quesos) que consiste en la expulsión de líquido que tiene lugar en muchos alimentos sólidos o semisólidos como mermeladas, geles, salsas, yogures, surimi y productos elaborados a partir de surimi, proteína de soja o carne. Los mecanismos más habituales de este proceso, el fundamentado en la ciencia de los polímeros (geles poliméricos) y el basado en los coloides (polímeros particulados), han sido descritos con detalle (Mizrahi, 2010). Este mismo autor propuso una serie de guías para la prevención de la sinéresis, basadas en el principio del aumento de la presión osmótica del gel polimérico (es decir, el incremento de la concentración de ese gel) y la disminución de la presión del sistema, mediante el control de la reticulación (es decir, por medio de la regulación de las condiciones de formación del gel), y en el caso de los geles coloidales, regulando la reticulación gracias al uso de modificaciones químicas encaminadas a estabilizarlos contra la transición de fases.

Se suelen añadir almidones a los alimentos elaborados por diferentes motivos, como espesantes, estabilizantes y modificadores de la textura. Sin embargo, las harinas y almidones puros no son estables ni a bajas temperaturas, ni cuando fluctúan (por ej., durante la congelación y descongelación) y tienen tendencia a «llorar» o mostrar sinéresis. Eso se debe a que muchos almidones están formados por amilosa (molécula linear) y amilopectina (molécula ramificada) esta última tiene mayor capacidad de retener el agua que la primera. Los gránulos de almidón se hinchan cuando se calientan y cocinan y, además, se solubilizan y gelatinizan, las moléculas de amilosa tienden a lixiviar en la solución y formar agregados mantenidos por enlaces de hidrógeno. Éstos eliminan el agua gradualmente debido a su menor capacidad de retención de la misma, resultando en una sinéresis, acelerada por el enfriado o congelado. Para evitar este problema y conseguir la vida útil deseada para el producto, se puede utilizar un almidón estabilizado elaborado a partir del maíz ceroso, resistente a la sinéresis y estable durante la congelación y descongelación, este tipo de almidón es casi 100% amilopectina.

El término retrogradación se utiliza para describir los cambios, en su mayoría indeseables, que tienen lugar en el almidón durante el enfriado tras alcanzar las temperaturas de gelificación y los que tienen lugar en el almacenamiento. Esencialmente, es un proceso de cristalización en el que la gelatina amorfa de almidón se cristaliza gradualmente, formando estructuras ordenadas. Por tanto, la temperatura es un parámetro importante que afecta a la estabilidad durante el almacenamiento de muchos alimentos ricos en almidón. La amilosa se retrograda mucho más rápido que la amilopectina; esta última tiene una temperatura de fusión más baja y necesita una concentración más alta para retrogradar. El envejecimiento del pan, que limita su vida útil, es un proceso complejo, en el que la miga aumenta su firmeza, relacionado con el aumento de la dureza de su textura, medida en la evaluación sensorial. Este proceso es uno de los pocos que tiene un coeficiente de temperatura negativo, por lo que el pan envejece más rápidamente en refrigeración que a temperatura ambiente. Generalmente se admite que los cambios en la textura de la miga se deben a la retrogradación del almidón. Está disponible una revisión reciente de la gelificación y retrogradación del almidón (Eliasson, 2010).

2.1.2 Cambios químicos y/o bioquímicos

Los alimentos están compuestos por productos químicos y la mayoría de las materias primas utilizadas en la elaboración de productos alimenticios son de origen biológico. Por ello, es inevitable que tengan lugar ciertos cambios químicos o bioquímicos. Con la excepción de algunos pocos cambios, como el curado de quesos y la maduración de la fruta después de su recolección, la mayoría de los cambios químicos y bioquímicos que ocurren en los alimentos son indeseables y por tanto afectan a su vida útil. Los cambios químicos y bioquímicos más importantes son la oxidación, hidrólisis, empardecimiento no enzimático, empardecimiento enzimático y las interacciones entre alimentos y envases.

Daños causados por el enfriado

La refrigeración es la principal estrategia para aumentar la vida útil de frutas y vegetales frescos, ya que reduce su ritmo de respiración y minimiza otros cambios perjudiciales como el crecimiento de mohos. Sin embargo, muchas frutas y vegetales tropicales y subtropicales son sensibles a las bajas temperaturas y sufren daños cuando se almacenan por debajo de 10-15°C pero por encima de sus temperaturas de congelación. El rango de temperaturas en el que las frutas y verduras sensibles sufren daños por el frío depende, no sólo de las diferentes especies, sino también de las variedades de cada una. En la Tabla 2.2 se muestran algunos ejemplos de estos productos susceptibles a sufrir daños por la refrigeración. Cuando ocurre este problema, se reduce la vida útil de estos productos y las pérdidas económicas suelen ser significativas. Como norma general, los daños por bajas temperaturas son debidos a desórdenes fisiológicos con base bioquímica, aunque no se conocen completamente los mecanismos implicados que tienen lugar incluso en las frutas y vegetales más habituales. Un efecto común de las bajas temperaturas parece ser el deterioro de la membrana celular, que causa daños en los productos susceptibles. Por ello, los tratamientos y condiciones tras la cosecha, que puedan mantener o mejorar la integridad de la membrana celular y que, en muchos casos desencadenan la expresión génica y el acúmulo de proteínas relacionadas con el estrés térmico, son capaces de mejorar la tolerancia de las frutas y vegetales sensibles a daños por enfriado (Aghdam y Bodbodak, 2013). Al mismo tiempo, las técnicas como el almacenamiento en frío combinado con tratamientos térmicos, el preacondicionamiento térmico (pepinos y plátanos), calentamiento intermitente (manzanas y frutas drupáceas), almacenamiento en atmósfera modificada y controlada (aguacates y melocotones) y la aplicación de salicilatos

Tabla 2.2 Ejemplos de frutas y vegetales frescos susceptibles de daños causados por el frío cuando se almacenan a temperaturas bajas pero por encima de las de congelación.

Producto	Temperatura aproximada/ rango en el que tienen lugar los daños (°C)	Síntomas típicos de los daños por frío
Aguacate («Fuerte», «Hass») (Pesis *et al.*, 2002)	3-6	Oscurecimiento del mesocarpo/ empardecimiento de la pulpa, podredumbre del tallo, ablandado excesivo
Bananas (Hashim *et al.*, 2013)	6	Formación de manchas marrones/negras, falta de maduración, pulpa dura
Cítricos (pomelo, limón, oroblanco [tipo de pomelo] y kumquat) (Rodov *et al.*, 1995)	2-5	Pudrición, podredumbre marrón, reblandecido, manchado, picado
Pepinos (Wang y Qi, 1997)	5 (50-60% de humedad relativa)	Picado, puntos de podredumbre
Melón «Galia» (Fogelman *et al.*, 2011)	4-6	Picado de la cáscara y muchos puntos marrones en la superficie de la fruta
Mangos (Mohamed y Brecht, 2002)	<10	Decoloración grisácea de la piel, picado de la piel, maduración no uniforme, reducción de carotenoides y de sabor y aroma, aumento de la susceptibilidad a la podredumbre fúngica
Melocotones (Tsantili *et al.*, 2010; Wang *et al.*, 2013)	2-5 (8)	Textura arenosa (blanda y seca, sin jugo), carne cuarteada (dura, sin jugo), con o sin empardecimiento y sangrado de la carne
Tomates (Biswas *et al.*, 2012)	2-6	Coloración no uniforme y con manchas, picado de la superficie, blandura excesiva, aumento de la susceptibilidad a la podredumbre, aroma alterado
Calabacines (Balandrán-Quintana *et al.*, 2003)	2,5	Superficie necrótica, picado

(tomates) han sido utilizadas con éxito para mejorar la tolerancia a los daños causados por el enfriado y para conseguir una vida útil aceptable (Aghdam *et al.*, 2013). Sin embargo, es improbable que consiga una solución universal para estos daños, dada la variedad de causas y síntomas existentes.

Oxidación

Oxidación de grasas y aceites

La oxidación de las grasas y aceites provoca el desarrollo de olores y aromas no deseables (rancio) en los alimentos y, a consecuencia de ello, el rechazo o una menor aceptación por parte del consumidor. La rancidez oxidativa, a veces denominada autooxidación, es una reacción química con una baja energía de activación (4-5 kcal mol^{-1} y 6-14 kcal mol^{-1} para la primera y segunda etapas respectivamente) y por tanto no se detiene reduciendo las temperaturas de almacenamiento del alimento. Puede tener lugar mediante dos mecanismos: El mecanismo clásico que implica radicales libres y precisa de un catalizador, por ejemplo cobre en forma de iones, que puede tener lugar en la oscuridad; o el mecanismo de fotooxidación en presencia de un agente sensibilizante, como la mioglobina, y que se desencadena por acción de la luz (Hamilton, 1994). En los dos casos, el primer producto obtenido es un hidroperóxido lipídico, que es inodoro en sí mismo, pero que se descompone en moléculas de menor tamaño que causan la rancidez. Existe un tercer mecanismo de oxidación, que es la vía de la lipooxigenasa. Esta enzima se considera que está ampliamente distribuida en los alimentos tanto en los de origen vegetal, como animal. Por ejemplo en los cereales (como trigo, cebada, maíz), en las semillas oleaginosas (como la soja y el cacahuete) y en el pescado. El deterioro oxidativo implica, de nuevo, un metabolito intermediario hidroperoxídico que es el que producirá las sustancias que causarán los aromas desagradables.

La oxidación de las grasas y aceites disminuye la calidad nutritiva del alimento, debido a que los radicales libres y los peróxidos generados destruyen los ácidos grasos poliinsaturados y las vitaminas liposolubles, como la A y la E, de los alimentos. Estos productos intermedios pueden, del mismo modo, reaccionar con los enlaces sulfonados de las proteínas. Debido a que los sulfoaminoácidos suelen ser los aminoácidos esenciales de muchas proteínas, la reducción de su contenido disminuye indefectiblemente la calidad de la proteína. Así mismo, se conoce que diversas sustancias presentes en la grasa oxidada tienen efectos no deseados. Entre ellas se incluyen los ácidos grasos peroxidados y sus metabolitos, las sustancias poliméricas y los esteroles oxidados. Los hidrocarburos policíclicos aromáticos producidos durante la pirólisis de las grasas, al asar carnes y pescados, son agentes carcinógenos conocidos (Sanders, 1994).

Oxidación de las proteínas en los alimentos

Este tipo de oxidación se puede definir como la modificación de las proteínas causada por las especies reactivas del oxígeno (ROS, en sus siglas en inglés), entre las que se incluyen las especies con radicales libres y las que no tienen radicales como el peróxido de hidrógeno y las proteínas modificadas derivadas de reacciones oxidativas, como la oxidación lipídica y la oxidación de azúcares (Lund y Baron, 2010). A diferencia de lo ocurrido con la oxidación de grasas y aceites, su mecanismo y afección a la calidad de los alimentos han recibido mucha menos atención, salvo la bien conocida excepción de la hemoglobina. Este hecho se puede atribuir a que las proteínas suelen ser más grandes y complejas que las moléculas de grasas y aceites y a que las consecuencias de su oxidación son mucho menos inmediatas y evidentes. A diferencia de lo que pasa con los mecanismos de la oxidación lipídica, los que tienen lugar en este tipo de oxidación son menos conocidos, a pesar de que se investiga cada vez más sobre ellos. Se han asociado las consecuencias de la oxidación de las proteínas en los alimentos con pérdidas en la funcionalidad de las mismas, por ejemplo, en sus propiedades emulsionantes, en la capacidad de retención de agua o en solubilidad, establecidas en años anteriores utilizando modelos predictivos (Decker *et al.*, 1993; Srinivasan y Hultin, 1995; Liu *et al.*, 2000). Es sabido que la oxidación de las proteínas tiene lugar durante el almacenamiento. Los factores que inciden en la oxidación lipídica como tensión de oxígeno alta, luz y temperatura, suelen afectar al desarrollo de lo que ocurre en las proteínas. Baron *et al.* (2007) mostraron que el almacenamiento en congelación de la trucha arcoiris hacía que aumentaran los grupos carbonilos en las proteínas, que se forman como resultado de la oxidación de las proteínas. Igualmente, el almacenamiento en refrigeración de carne de cerdo picada durante 9 días también aumentaba el contenido de esos grupos en las proteínas, lo que podía afectar a la textura de la carne (Vuorela *et al.*, 2005). Existe una revisión reciente y exhaustiva sobre la oxidación de las proteínas en los alimentos y la calidad de los mismos (Lund y Baron, 2010).

Oxidación de los pigmentos alimentarios

Todos los pigmentos alimentarios son inestables. A pesar de que la pérdida o cambio del color natural de un alimento no significa, necesariamente, que su valor nutritivo se vea reducido, las variaciones en el color hacen que el alimento sea más o menos aceptable. De ahí su importancia. Un buen ejemplo es el color de la carne fresca que se debe a la presencia de mioglobina que puede existir de tres modos: La oximioglobina roja, la mioglobina reducida púrpura y la metamioglobina marrón. La pérdida de color de la carne se debe a que la oximioglobina y la mioglobina se oxidan para producir metamioglobina. Por ello el color de la carne, a menudo, se toma como indicador de la vida útil y frescura de la misma.

Un estudio realizado en la Universidad de Southampton en el Reino Unido y publicado en 2007 mostró una posible relación entre el consumo de ciertos colorantes artificiales (pigmentos azoicos) y del benzoato sódico, conservante, con la hiperactividad en las poblaciones infantiles de 3 años y de entre 8-9 años (McCann *et al.*, 2007). Estos pigmentos azoicos, que también se conocen como «los seis colores de Southampton» son el amarillo ocaso FCF (E110), el amarillo de quinoleína (E104), la azorrubina o carmoisina (E122), el rojo allura (E129), la tartrazina (E102) y el ponceau 4R (E124). En el Reino Unido se acordó una prohibición de uso voluntaria por parte de su Consejo de Ministros en noviembre del 2008. Posteriormente en Europa, se impuso la obligatoriedad de indicar en la etiqueta la frase «puede tener efectos negativos sobre la actividad y la atención de los niños», en vigor desde el 20 de julio de 2010 y que debe mostrar cualquier alimento o bebida que contenga alguno de los «seis colores de Southampton» (excepto las bebidas con un contenido en alcohol superior al 1,2%) (EC, 2008). La sustitución de esos colores en alimentos o bebidas no es sencilla, ya que los colorantes naturales son menos estables y se ven afectados por factores naturales como el oxígeno y la luz y por otros artificiales. De hecho, es conocido que el rojo remolacha (E162), el annatto (E160b), la riboflavina (E101) y las clorofilas (E140) son sensibles al oxígeno y tienen la tendencia a atenuar su color en su presencia, lo que puede ser un problema en productos con una vida útil muy larga a temperatura ambiente. Se ha publicado, en el Reino Unido, algunos consejos para la sustitución de esos colorantes basados en la investigación realizada en Campden Technology Limited, publicadas por la Agencia de Normas Alimentarias (FSA, 2011).

Oxidación de las vitaminas

Las vitaminas son uno de los pocos componentes de los alimentos en los que es posible demostrar cuantitativamente la reducción del contenido de las mismas durante un periodo de tiempo determinado (Berry-Ottaway, 1993). En cuanto a su composición química, son un grupo heterogéneo de sustancias sin estructura común, ni mecanismo de destrucción similar. En la UE y el Reino Unido, están autorizadas 13 vitaminas, 4 liposolubles y 9 hidrosolubles, junto con sus valores nutricionales de referencia, que se relacionan en la Parte A (Ingestas Diarias de Referencia para las Vitaminas y los Minerales (Adultos)) del Anexo III del Reglamento (UE) n.º 1169/2011 sobre la información alimentaria facilitada al consumidor (EC, 2011a). Son muchos los factores conocidos que afectan a la estabilidad de las vitaminas, entre los que están la temperatura, humedad, oxígeno, pH, luz, presencia de agentes oxidantes y reductores, iones metálicos (como hierro y cobre), otros componentes del alimento (como dióxido de azufre) y otras vitaminas, junto con las posibles combinaciones de los anteriores. De hecho, varias son sensibles tanto al oxígeno como a la luz, por ejemplo la hidrosoluble vitamina C (ácido L-ascórbico) y la liposoluble la vitamina A. Con el aumento del uso de vitaminas añadidas en muchos alimentos como cereales para el desayuno y bebidas isotónicas deportivas, los niveles de vitaminas declarados en el etiquetado pueden ser utilizados como indicador de la vida útil, al final de la misma, en los envases cerrados de estos productos (ver Sección 1.9). Para cumplir con lo indicado en la etiqueta y compensar con la degradación de las vitaminas a lo largo de la vida útil del producto, los elaboradores suelen añadir una cantidad superior de la indicada en la etiqueta. La diferencia entre la formulación y lo declarado en la etiqueta se conoce como «excedente» (*overage*) (Berry-Ottaway, 1993). Este «excedente» se suele expresar en porcentaje del nivel declarado:

$$\frac{\text{Cantidad de vitamina presente en el producto} - \text{cantidad declarada en la etiqueta}}{\text{Cantidad declarada en la etiqueta}} \times 100\%$$

Por ejemplo, un valor declarado de 50 mg de vitamina requerirá la adición de 75 mg de la misma para cumplir con un excedente del 50%. La cantidad añadida de más dependerá de la inestabilidad inherente de las vitaminas, el tipo de productos, como los fortificados o enriquecidos, las condiciones de elaboración y distribución del producto y la vida útil deseada. Habitualmente, es estimada por el fabricante durante el desarrollo del producto, basándose en experiencias pasadas con productos similares y/o pruebas de almacenamiento a diferentes temperaturas, para luego analizar los datos obtenidos mediante la utilización del modelo de Arrhenius. En la Tabla 2.3 se muestran algunos ejemplos de porcentajes de excedente utilizados. Cuando se añade más de una vitamina, es más difícil calcular su estabilidad, tal y como se ha visto cuando se utilizan sistemas de modelado alimentario (Pacquette, 1998). La mayoría de la investigación sobre las interacciones entre vitaminas ha sido desarrollada por la industria farmacéutica, basada en las interacciones de las cuatro vitaminas identificadas como aquellas que interactúan entre ellas con efectos perjudiciales (Berry-Ottaway, 2010). Esas vitaminas son el ácido ascórbico (vitamina C), tiamina (vitamina B_1), riboflavina (vitamina B_2) y la vitamina B_{12}. En la Tabla 2.4 se muestran las principales interacciones. Cuando se añade una mezcla de vitaminas a un alimento y se indica en el etiquetado el contenido de ellas sin conocer específicamente cómo interactúan, la vida útil del alimento se debe determinar en relación a la más inestable de ellas. Cuando sea pertinente, la exclusión del oxígeno y, en algunos casos, también la de la luz mediante el empleo de materiales de envasado adecuados, sigue siendo un méto-

Tabla 2.3 Ejemplos de sobredosificaciones utilizadas en algunos productos[a].

	Producto (caducidad requerida)	
Sobredosis (%)	**Bebida fortificada en polvo con base láctea (12 meses a temperatura ambiente)**	**Barritas fortificadas sustitutivas de una comida (12 meses a temperatura ambiente)**
Vitamina A	25	45
Vitamina D	25	30
Vitamina E	10	10
Vitamina B_1	15	15
Vitamina B_2	15	20
Niacina	10	15
Vitamina B_6	20	30
Ácido pantoténico	15	30
Ácido fólico	20	25
Biotina	20	20
Vitamina B_{12}	20	20
Vitamina C	30	35

[a] Adaptado de Berry-Ottaway (1993).

Tabla 2.4 Interacciones vitamina con vitaminas conocidas[a].

Activador	**Aumento de la inestabilidad**
Vitamina C (ácido ascórbico)	Ácido fólico
Vitamina C (ácido ascórbico)	Vitamina B_{12}
Tiamina (vitamina B_1)	Ácido fólico
Tiamina (vitamina B_1)	Vitamina B_{12}
Riboflavina (vitamina B_2)	Tiamina
Riboflavina (vitamina B_2)	Ácido fólico
Riboflavina (vitamina B_2)	Vitamina C
Solubilizador	**Mejora de la solubilidad**
Niacinamida (vitamina B_3)	Riboflavina
Niacinamida (vitamina B_3)	Ácido fólico

[a] Adaptado de Berry-Ottaway (1993).

do eficaz para protegerlas, tanto en el caso de las añadidas como de las inherentes, de una degradación temprana.

Oxidación de los aromas

Los cambios químicos responsables del deterioro de los aromas durante el almacenamiento de alimentos varían, probablemente, de un tipo de producto a otro. Los conocimientos actuales sugieren que la merma de los aromas característicos de los alimentos cuando se almacenan, se debe probablemente, a una combinación del desarrollo de aromas inaceptables y de la pérdida de los deseables debido a cambios químicos. La investigación (Williams *et al.*, 2006) sugiere que la disminución del deseable aroma a cacahuete tostado, relacionada con la presencia de una serie de pirazinas durante el almacenamiento durante poco tiempo, no sólo se debe a la presencia de esas sustancias sino también a la oxidación que hace que aumente el contenido de hexanal, un compuesto que genera olor desagradable. Otro ejemplo lo aporta el deterioro del café. Se ha visto que la pérdida de 2-furfuriltiol, el tiol que aporta fundamentalmente el toque de café tostado/sulfurado durante el almacenamiento, se produce por el acoplamiento oxidativo de este tiol con la hidroxihidroquinona, uno de los productos de la degradación térmica de ácido clorogénico. Reineccius (2010) ha elaborado una revisión útil sobre el deterioro de los aromas durante el almacenamiento de los alimentos.

Hidrólisis

Consiste en la división de las moléculas, en condiciones adecuadas, en presencia de agua. En algunos alimentos, las reacciones hidrolíticas pueden afectar a la vida útil.

Hidrólisis del aspartamo

El aspartamo, nombre común del N-α-aspartil-L-fenilalanina metil éster, es un edulcorante de gran intensidad utilizado en los refrescos «ligth» y otros productos bajos en calorías. Tiene un perfil gustativo similar al de la sucrosa pero es unas 200 veces más dulce. Por ello, se puede utilizar como edulcorante único de los refrescos, aunque habitualmente se usa mezclado con otros edulcorantes y azúcares, como la fructosa, ya que tiene un efecto sinérgico con ellos. En condiciones adecuadas de temperatura y pH, se hidroliza lentamente en sus aminoácidos constitutivos, ácido L-aspártico y L-fenilalanina, lo que hace que el producto sea cada vez menos dulce. Esta pérdida de dulzor puede ser un factor limitante de la vida útil. En las bebidas deshidratadas[a], con poco contenido en humedad, el aspartamo permanece estable durante años.

Hidrólisis de grasas y aceites

La hidrólisis de los triglicéridos (grasas y aceites) en presencia de humedad y una enzima, libera ácidos grasos de cadena corta (C_6-C_{10}) que tienen olores desagradables (rancio). La enzima habitualmente implicada es una lipasa o esterasa libre. La rancidez hidrolítica afecta principalmente a productos que tengan aceites láuricos como el de palma y coco. Entre los ácidos grasos liberados se incluyen grandes cantidades de ácidos cáprico, láurico y mirístico, que tienen un aroma diferencial a jabón. Por ello la rancidez hidrolítica se suele denominar rancidez jabonosa. Las lipasas también se encuentran en cereales y productos de molienda como el trigo integral, salvado de trigo y arroz, avena y arroz integral. El tratamiento habitual para inactivar la enzima y estabilizar estos productos es el tratamiento térmico, pero que, desgraciadamente, no es adecuado para los productos integrales. Cuando la rancidez se desarrolla en los productos lácteos, se suele deber o bien al uso de leche de baja calidad o a la contaminación de la leche durante o después del procesado. Las alteraciones hidrolíticas

[a] *N. del T.:* El autor se refiere a bebidas que se regeneran mezclando agua u otro líquido con un componente deshidratado.

producidas por enzimas pueden tener lugar en la carne o grasa cárnica cuando existe crecimiento microbiano, pero no son muy comunes en la carne puesta a la venta.

Uno de los pocos casos en los que la rancidez es un proceso deseable, es en la elaboración de algunos quesos de sabor fuerte, como el Stilton, en cuyo caso le aporta su sabor típico.

Empardecimiento no enzimático

La reacción de Maillard es un mecanismo de empardecimiento no enzimático bien conocido, que incluye la caramelización de los azúcares, la oxidación química de los fenoles y la «maderización» del vino de Madeira. Su nombre procede del bioquímico francés Louis Maillard, que observó el rápido empardecimiento y desarrollo de CO_2 mientras trabajaba con aminoácidos y azúcares, siendo la primera persona que se dio cuenta de su importancia en los sistemas biológicos y en los alimentos (Maillard, 1912). Explicado en pocas palabras, la resistencia implica la reacción de un aldehído (habitualmente un azúcar reductor) y una amina (normalmente una proteína o aminoácido), pero en la realidad es una cascada de reacciones la que tiene lugar, cuya interpretación ha evolucionado durante los últimos cien años. El ritmo de la reacción aumenta con la temperatura, el tiempo del tratamiento térmico y las aminas libres junto con los grupos aldehídos. La actividad de agua (a_w) influye igualmente en el proceso, ya que las reacciones de la condensación y deshidratación son parte importante de la secuencia reactiva del empardecimiento (Nursten, 1981). Se ha sugerido que su velocidad se incrementa cuando la a_w se acerca a un valor entre 0,2 y 0,3, alcanza su máxima velocidad entre 0,5 y 0,8, disminuyendo cuando pasa de 0,8 (Labuza y Baisier, 1992). Igualmente, se ve facilitada la reacción en condiciones alcalinas e incrementada por los fosfatos (Bell, 1997). Se caracteriza por un empardecimiento acompañado de una pérdida de valores nutritivos, especialmente por pérdidas de lisina que es un aminoácido esencial que reacciona rápidamente con los azúcares reductores. Por otro lado, son bien conocidos los efectos antimicrobianos (Painter, 1998), antioxidantes (Halliwell, 1996; Manzocco *et al.*, 2001) y carcinogénicos (Skog *et al.*, 1998) de los productos provenientes de la reacción de Maillard. Productos como las frutas y vegetales deshidratados, el puré de patata instantáneo, el huevo en polvo y la leche en polvo, son susceptibles a la reacción de Maillard, lo que limita su vida útil. En el caso de los vinos blancos, el empardecimiento tiene lugar lentamente a las temperaturas de las bodegas y domicilios, produciendo una serie de compuestos que, con el tiempo, colaboran en la coloración dorada de los vinos blancos y dulces madurados (Jackson, 2011).

En 2002, el descubrimiento de que la acrilamida, sustancia clasificada por la Agencia de Investigación del Cáncer (Agency for Research on Cancer) como carcinogénica (tipo IIA) y que era considerada como un subproducto de la reacción de Maillard) estaba presente en muchos alimentos ricos en carbohidratos tratados por el calor, causó un gran impacto y preocupación sobre la seguridad alimentaria de esos productos, lo que motivó la investigación sobre los posibles mecanismos de formación y control en los mismos (Tareke *et al.*, 2002). En la UE, están disponibles consejos prácticos de aplicación en la industria alimentaria con el objetivo de minimizar la formación de acrilamida y que se denomina «Caja de Herramientas» y ha sido publicada por la Asociación Europea de Alimentos y Bebidas (Food and Drink Europe, FDE). Este recurso consiste básicamente en una compilación de las guías y publicaciones relevantes, actualizada continuamente (FoodDrinkEurope, 2011).

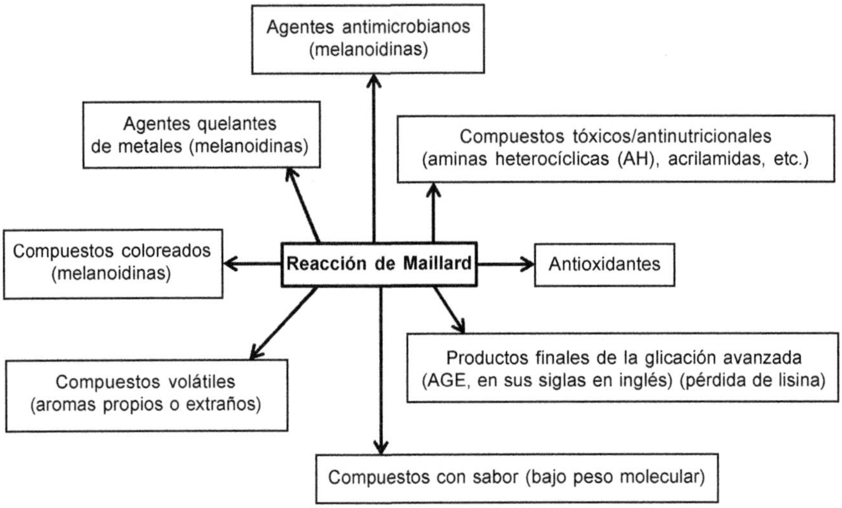

Figura 2.1 Clasificación funcional de los productos de la reacción de Maillard. Adaptado de Arnoldi (2002).

Los sulfitos son aditivos utilizados habitualmente para controlar el empardecimiento no enzimático en los alimentos. Sin embargo, a pesar de que la vitamina C es un potente conservante contra el empardecimiento enzimático, su degradación es un factor contribuyente del empardecimiento no enzimático en productos como el zumo de naranja producido asépticamente (Roig *et al.,* 1999).

Se puede obtener más información sobre la reacción de Maillard en la revisión realizada por Perez-Locas y Yaylayan (2010). En la Figura 2.1 se muestra una clasificación funcional y simplificada de los productos de esta reacción.

La fritura en grasas también produce empardecimiento. El empardecimiento lipídico es quizá el menos estudiado de todas las reacciones de empardecimiento no enzimáticas. Se cree que se debe a la polimerización o producto de la oxidación carbonílica de los lípidos insaturados con compuestos aminos. Se ha publicado un artículo interesante sobre esto por Adams *et al.* (2009).

Empardecimiento enzimático

El empardecimiento de algunas frutas (manzanas peladas, plátanos) y vegetales (lechuga y champiñón cortados), es causado por la oxidación enzimática de los compuestos fenólicos (el sustrato) iniciada por la enzima polifenoloxidasa, que también se conoce como fenolasa. Este empardecimiento es visto por la mayoría de los consumidores como indeseable y puede limitar la vida útil de las lechugas cortadas y las ensaladas de frutas. Los factores más importantes que afectan a la velocidad del empardecimiento de frutas y vegetales son las concentraciones tanto de la fenolasa activa y de los compuestos fenólicos, el pH, la temperatura y la disponibilidad de oxígeno en el tejido (Martínez y Whitaker, 1995). El control del empardecimiento enzimático para aumentar la vida útil se consigue por medios físicos y químicos, a menudo usados conjuntamente. Sin embargo, los mejores procedimientos de control son diferentes dependiendo de los alimentos y pocos son de aplicación general. Por ejemplo, la pasterización siendo un tratamiento térmico que es eficaz para desnaturalizar la enzima y por tanto parar la reacción, no se puede usar en la fruta fresca y ensaladas vegetales. Sin embargo, las piñas se tratan satisfactoriamente con atmósferas ricas en CO_2 que disminuye la disponibilidad del oxígeno. Un método de control de este empardecimiento, utilizado con éxito en todo el mundo, ha sido el uso de aditivos como los sulfitos y metabisulfito sódico. Sin embargo, los sulfitos están siendo estudiados por sus posibles efectos perjudiciales en las personas. Hasta la fecha, los inhibidores más eficaces y seguros del empardecimiento enzimático son el ácido L-ascórbico (vitamina C) y sus isómeros y derivados. Hoy en día está disponible una revisión de los nuevos métodos de control de este empardecimiento (Walker y Ferrar, 1995).

A veces, este empardecimiento es deseable, ya que puede aumentar las propiedades sensoriales de algunos productos como las uvas pasas y las hojas de té fermentadas.

Interacciones entre el alimento y el envase

Una de las interacciones entre los alimentos y su envase que ha sido estudiada más en profundidad, es la existente entre los alimentos y las latas de hojalata. En este caso, se trata de reacciones electroquímicas entre electrodos (la lata y su cierre) y electrolitos (los alimentos). La reacción se ve influenciada por factores como el número y tipo de metales presentes, el tipo de alimento y la presencia o ausencia de aire en el envase (Turner, 1998). Por tanto, aunque la disolución del estaño de la superficie de la hojalata debe ser evitada como norma general, es esencial para el rendimiento de algunos envases de ciertos tipos de alimentos como las frutas, que son susceptibles de decoloración oxidativa y desarrollo de olores extraños. En las latas de estaño normales, el «desestañado» de la hojalata en compuestos ácidos garantiza la rápida desaparición del oxígeno residual del envase, lo que hace que ese «desestañado» sea mucho más controlado y reducido pudiendo mantenerse la vida útil del producto. En efecto, el estaño se oxida y protege al acero que está debajo de él. Por otro lado, el estaño disuelto contribuye al típico sabor de ciertos productos como los zumos de cítricos y los que contienen tomate como condimento principal, como las alubias cocidas en tomate. De igual modo, el color de un producto puede ser mejorado por acción reductora del estaño, como es el caso de los champiñones, espárragos, patatas y zanahorias, que tradicionalmente se han envasado en latas de hojalata sin recubrir. Sin embargo, los productos que contienen pigmentos antociánicos, como cerezas y fresas, se envasan en latas lacadas porque la disolución del estaño produce decoloraciones por reducción de los pigmentos y eso es comercialmente inaceptable. En la Unión Europea, la cantidad de estaño está regulada por el Reglamento de la Comisión (CE) n.° 1881/2006, que prohíbe la venta o importación de productos alimentarios con un contenido superior a los 200 miligramos por kilogramo (EC, 2006b) (ver Sección 1.9).

Además, existen otros dos grandes tipos de ataques al envase por parte del producto (Turner, 1998):

- Ataque ácido con producción de hidrógeno, disolución de iones metálicos y que, en casos extremos, puede perforar el envase. Se asocia normalmente con productos ácidos.
- Transformación de la superficie metálica por los ingredientes del producto, lo que provoca la formación de sulfuros de estaño y de hierro que manchan el interior, causados

Tabla 2.5 Ejemplos de especificaciones del Reino Unido para latas de tres piezas soldadas, dependiendo del tipo de producto[a].

Productos	**Especificación**
Frutos blancos: manzanas, peras, piñas, albaricoques, pomelos. Naranjas y zumo de naranja, tomates. Espárragos, alubias cocidas, zanahorias, apio, espinacas, patatas	Latas simples, cobertura con alto contenido en estaño, por ejemplo 11,2 g m^{-2}
Productos con base de frutos secos, frutas cortadas, pasta de limón. Vainas, ensalada de col, mezclas de vegetales, legumbres y guisantes	Laca epoxi-fenólica: capa simple
Cangrejo, pescado en aceite	Laca epoxi-fenólica: capa simple sin pigmento
Coles de bruselas, maíz dulce	Laca epoxi-fenólica: capa simple con pigmento de cinc
Carne y pescado: moluscos en salmuera, como los mejillones y berberechos; carnes cortadas, paté, aves, estofados y guisados, rellenos para pastel de carne	Laca epoxi-fenólica: capa simple con pigmento de cinc u otro pigmento enmascarador o capaz de absorber los sulfuros
Frutos rojos: grosellas, cerezas, ciruelas rojas, zarzamoras, ciruelas rojas. Zumo de uva, rellenos pigmentados para pasteles de frutas. Aceitunas, cebollas, pepinillos. Moluscos en vinagre	Laca epoxi-fenólica: capa doble
Ruibarbo	Dos o tres combinaciones de laca epoxi-fenólica
Carne en trozos grandes: carne en conserva, jamón, hamburguesas, paté	Laca epoxi-fenólica: capa simple

[a] Adaptado de Turner (1998).

por la interacción de la superficie del metal con los compuestos sulfurosos derivados de la degradación de las proteínas durante la esterilización del producto. La Tabla 2.5 muestra algunos ejemplos de las especificaciones generales usadas en diferentes productos alimentarios en Europa y EE.UU. (Turner, 1998).

En la Unión Europea y para garantizar que no existan reacciones entre los alimentos y sus envases que puedan hacer que los productos se conviertan en peligrosos, todos los materiales y artículos de envasado, inclusive los activos e inteligentes que entran en contacto con los alimentos deben cumplir el Reglamento Marco (CE) n.º 1935/2004 (EC, 2004b), el cual define los requisitos que deben cumplir todos los materiales en contacto con los alimentos y, en los casos pertinentes, con lo establecido en una serie de directivas de aplicación a 17 grupos de materiales y artículos enumerados en el Reglamento Marco, además de las directivas aplicables a sustancias individuales o grupos de sustancias utilizados en la fabricación de los materiales y artículos destinados al contacto con los alimentos. Los 17 grupos de materiales y artículos enumerados en el Anexo I del Reglamento Marco de la UE son: los materiales activos e inteligentes, adhesivos, cerámicas, corchos, gomas, vidrios, resinas intercambiadoras de iones, metales y aleaciones, papel y cartón, plásticos, tintas de impresión, celulosas regeneradas, siliconas, textiles, barnices y esmaltes, ceras y maderas (EC, 2004b). La Comisión Europea mantiene una base de datos de los materiales en contacto con los alimentos, disponible en https://webgate.ec.europa.eu/sanco_foods/main/?event=display.

2.1.3 Cambios inducidos por la luz

En el caso de los cambios inducidos por la luz, los factores más importantes son los siguientes (IFST, 1993):

- La longitud de onda de la luz (UV o visible).
- La intensidad.
- La duración de la exposición.
- La «adsorbabilidad» del alimento.
- La presencia de agentes sensibilizantes, como clorofilas y riboflavinas.
- La temperatura ambiental.
- La cantidad de oxígeno disponible.

Los cambios finales dependerán del alimento. Los siguientes cambios inducidos o acelerados por la luz son bien conocidos:

- Fotooxidación de algunas vitaminas. Por ejemplo el ácido ascórbico, que se descompone rápidamente en presencia de luz y oxígeno. La descomposición de la vitamina se incrementa con el aumento de la intensidad de la luz siempre que haya oxígeno. Además, la presencia de riboflavina, que actúa como fotosensibilizador, acelera esa descomposición (Jung *et al.,* 1995).
- Oxidación de la leche inducida por la luz. Aunque hoy en día es extremadamente rara, puede ocurrir fácilmente en botellas de leche dejadas al sol. Produce olores extraños parecidos al del «cartón», causados por la oxidación de la grasa láctea.
- Fotooxidación de los pigmentos óxido nítricos en el jamón cocido y derivados. El color de las carnes curadas con nitritos se debe a los pigmentos óxido nítricos que inhiben la oxidación lipídica (Kanner *et al.,* 1980, 1984). En presencia de cantidades mínimas de oxígeno, la luz induce la oxidación de los pigmentos óxido nítricos, que hace que los productos se decoloren. Se ha demostrado que el envasado con productos que absorban el oxígeno los protege contra la fotodegradación de su color (Andersen y Rasmussen, 1992).
- Aceleración de la rancidez oxidativa de los alimentos, causada por la luz. Una exposición prolongada a la luz artificial, por ejemplo la luz proveniente de tubos fluorescentes en los supermercados, en presencia de humedad ambiental, hace que las patatas fritas se enrancien antes de que se altere la textura por causa de la misma (Man, 2000). Por este motivo, la mayoría de los productos de aperitivo se envasan con papeles metalizados, que hace de barrera lumínica. Estos mismos materiales han sido utilizados, con éxito, en el envasado de productos como las galletas, que evitan la luz e impiden que el oxígeno penetre en el envase.
- Fotodescomposición del aspartamo. Además de ser un edulcorante de gran intensidad, el aspartamo tiene un efecto potenciador de los aromas. En solución acuosa tiene una estabilidad limitada y su descomposición se ve acelerada por la luz, siendo proporcional a la intensidad de ésta (Kim *et al.,* 1997). A pH 7, la fotodescomposición se ve acelerada por la riboflavina que actúa como fotosensibilizador.
- Decoloración por susceptibilidad a la luz. A los alimentos se les añade color por razones de presentación, principalmente. Por ejemplo, para mejorar su atractivo o para reponer colores perdidos durante la elaboración. Muchos colorantes naturales (riboflavina (amarillo)) o derivados de los naturales (curcumina (amarillo) y clorofila (verde)) son sensibles a

la luz, perdiendo intensidad. Su escasa estabilidad limita su uso a los productos congelados o con caducidad corta. En el resto de casos, la solución habitual es el uso de colorantes artificiales que suelen ser más estables y capaces de cumplir con los requisitos de su vida útil (Downham y Collins, 2000). Sin embargo, su uso cada vez está menos extendido tras la relación establecida entre el consumo de seis colorantes artificiales, los «Seis de Southampton» y la intolerancia alimentaria y la hiperactividad en niños (McCann *et al.*, 2007), que condujo a la regulación voluntaria de los productores de alimentos y bebidas del Reino Unido para eliminar el uso de esos aditivos para 2009. Del mismo modo, existe la iniciativa en la UE de conseguir lo mismo para una fecha dada.

Un artículo interesante de Manzocco *et al.* (2008) presenta un nuevo enfoque para modelar la vida útil de los alimentos fotosensibles, mediante la exposición de una bebida amarilla con contenido en azafrán, a diferentes niveles lumínicos y temperaturas crecientes. Además de ser relevante para la predicción del efecto de la luz y la temperatura sobre el deterioro de las bebidas que contengan azafrán, el modelo desarrollado puede ser de aplicación a otros alimentos fotosensibles, ya sean frescos o congelados, a los que no se pueden aplicar las técnicas aceleradas de determinación de la vida útil. Está disponible una revisión reciente sobre los cambios en la calidad de alimentos y bebidas inducidos por la luz (Andersen y Skibsted, 2010).

2.1.4 Cambios microbiológicos

En principio, todos los alimentos, en particular los que tienen más humedad, son sustratos ideales para el crecimiento bacteriano, el cual, si es permitido, será causa de intoxicaciones alimentarias o deterioro del alimento. Los factores que afectan al crecimiento bacteriano son (Mossel, 1971):

- Las propiedades intrínsecas del alimento, es decir, nutrientes, pH, acidez total, actividad de agua, estructura, presencia de conservantes y/o antimicrobianos naturales, potencial redox.
- Los factores extrínsecos, como temperatura ambiental, humedad relativa, atmósfera gaseosa.
- Los factores derivados de la elaboración, como tratamiento térmico, congelación, envasado.
- Los factores implícitos, como las características fisiológicas, velocidad de crecimiento del microorganismo y las interacciones microbianas.

Enfermedades alimentarias de origen microbiológico o biológico

La mayoría de las enfermedades de origen alimentario son causadas por bacterias que han contaminado inicialmente al animal o planta viva o que han recontaminado el alimento durante su manipulación posterior a la elaboración. La Tabla 2.6 muestra alguna de las enfermedades de origen alimentario mejor conocidas. Además de los peligros microbiológicos cuya causa son las bacterias patógenas, existen otros peligros biológicos que no deben ser olvidados (Untermann, 1998):

- Macroparásitos, como *Trichinella spiralis* y trematodos.
- Protozoos, como *Sarcocystis* spp., *Giardia lamblia* y *Cryptosporidium parvum* (IFST, 2014a).

Tabla 2.6 Causas de enfermedades alimentarias[a].

Clásica		Emergente	
Infección	**Intoxicación**	**Infección**	**Intoxicación**
Salmonella spp.	*Clostridium botulinum*	*Campylobacter* spp.	Toxina paralizante de los moluscos
Clostridium perfringens	*Staphylococcus aureus*	*Yersinia* spp.	Toxina diarreica de los moluscos
Vibrio parahaemolyticus	*Bacillus cereus*	*Escherichia coli* O157 (VTEC O157) (verocitotóxico)	Intoxicación por histamina (escombrotoxina)
Escherichia coli	*Aspergillus* spp.	*Listeria monocytogenes*	
De origen lácteo (por ej., *Mycobacterium tuberculosis*)		*Aeromonas* spp.	
Shigella spp.		*Plesiomonas* spp.	
		Edwardsiella spp.	
		Salmonella enteritidis	
		Cronobacter sakazakii	
		Anisakis spp.	
		Pseudoterranova spp.	
		Cryptosporidium spp.	
		Giardia spp.	
		Norovirus	
		Virus de la hepatitis A	
		Priones relacionados con la variante de la enfermedad de Creutzfeldt-Jakob (vCJD)	

[a] Adaptado de Sinell (1995).

- Hongos productores de micotoxinas, como *Aspergillus flavus*.
- Virus (IFST, 2014b), como *Hepatovirus* (hepatitis A), virus pequeños y redondos (SRSV, en sus siglas en inglés).
- Priones, por ejemplo, encefalopatía espongiforme bovina (IFST, 2014c).

La mayoría de los expertos opinan que las intoxicaciones alimentarias se pueden prevenir. Por lo tanto, la primera prioridad de un estudio de vida útil es garantizar la seguridad del alimento evaluado, en especial desde el punto de vista microbiológico y biológico. Hoy en día, hay publicaciones que ayudan en el análisis de peligros relacionados con los patógenos alimentarios (ICMSF, 1988, 1996). En un futuro, el éxito en el desarrollo de bases de datos internacionales, como la ComBase con información sobre los peligros biológicos, facilitarán su identificación y garantizarán una correcta implantación del HACCP (Panisello y Quantick, 1998). Es importante tener en cuenta cuál es la población a la que va destinada el alimento del que se está tratando de establecer su caducidad. Hoy en día, se considera que los grupos de consumidores de riesgo o sensibles que pueden ser más propensos a enfermar representan el 25% de la población del Reino Unido. Entre esos grupos se incluyen (Gerba *et al.,* 1996; IFST, 1998):

1 Los niños menores de 5 años.
2 Las mujeres embarazadas.
3 Las personas mayores de 65.
4 Los internados en residencias o similares.
5 Las personas con problemas inmunes como:
   - Los que toman drogas inmunosupresoras, como en el caso de los receptores de órganos.
   - Los sometidos a terapias anticancerígenas.
   - Los infectados con el virus VIH causante del SIDA.

Alteraciones microbiológicas

A lo largo del tiempo, el estudio de las alteraciones de los alimentos causadas por los microorganismos ha recibido una considerable atención. Se ha documentado la caracterización de la microflora típica que se asocia con los diferentes tipos de alimentos durante su almacenamiento (Mossel *et al.,* 1998; ICMSF, 1998). En algunos alimentos como los productos de la pesca, el éxito en la caracterización de parte del total de la microflora responsable de la alteración del pescado, ha llevado al desarrollo del concepto de organismos específicos alterantes (Specific Spoilage Organisms, SSOs) (Dalgaard, 2000). Este concepto forma parte de los modelos específicos para estudiar las alteraciones incluidos en el programa SSSP (*Seafood Spoilage and Safety Predictor*) (ver Sección 1.11). Mientras que los SSO de algunos productos son conocidos (*Shewanella putrefaciens* en bacalao en hielo fundente (Jørgensen *et al.,* 1988) y *Photobacterium phosphoreum* en bacalao envasado en atmósfera modificada (Dalgaard *et al.,* 1997)) de modo que se puede utilizar fácilmente la concentración de SSO para predecir la vida útil restante de un producto mantenido en las condiciones establecidas, no se han establecido los SSO para otros productos y la aplicación generalizada de este sencillo concepto no está totalmente desarrollada (Gram *et al.,* 2002).

Por razones de conveniencia, los microorganismos alterantes se han dividido en una serie de grandes grupos (Huis in't Veld, 1996):

- Bacilos y bacterias no esporuladas Gram-negativas. Las *Pseudomonas* spp., son una de las bacterias alterantes más comunes, especialmente en alimentos almacenados en ambiente aerobio, con un alto contenido en humedad y pH alto. Ejemplos de estos alimentos son, verduras frescas, carne roja y de ave, pescado, leche y productos lácteos. La alteración se caracteriza por la producción de olores anormales y el crecimiento que pigmenta y produce mucosidad en el producto. Cuatro especies del género *Pseudomonas,* a saber *P. fluorescens, P. viridiflava, P. fragi* y *P. lundensis,* a menudo en conjunción con *Shewanella putrefaciens* y *Xanthomonas campestris*, de géneros muy similares, son las responsables de la mayoría de las alteraciones en muchos alimentos de origen animal y vegetal (Liao, 2006).
- Bacterias esporuladas Gram-positivas. Entre éstas se incluyen los *Bacillus* y *Clostridium* spp., capaces de sobrevivir al tratamiento térmico. Un miembro bien conocido de este grupo es el *Bacillus cereus*, que crece a temperaturas de 5°C o menores y produce enzimas que cortan la leche causando el cuajado dulce (*sweet curdling*) y la «nata fragmentada» (*bitty cream*). Como norma general, los clostridios no crecen a temperaturas de 5°C o inferiores. A temperaturas algo superiores pueden producir gas, que afecta a la maduración tardía de quesos curados.

- Bacterias acidolácticas (LAB, en sus siglas en inglés): Miembros típicos de este grupo son *Lactobacillus, Streptococcus, Leuconostoc* y *Pediococcus* spp. Estropean los alimentos fermentando los azúcares para producir ácido láctico, mucosidad y dióxido de carbono, bajando el pH, cambiando el color y produciendo olores anormales. Las mejores condiciones para las LAB como organismos alterantes son las de bajo contenido en oxígeno como en el caso de los alimentos envasados al vacío o en atmósfera modificada, bajo pH y baja temperatura (Schillinger *et al.,* 2006).
- Otras bacterias Gram-positivas: *Brochothrix thermosphacta* puede estar presente en la carne cruda. El aumento del uso del envasado en atmósfera modificada (MAP, en sus siglas en inglés) y al vacío permite, a menudo, que esta bacteria domine la microflora, produciendo olores anormales.
- Enterobacterias: En esta familia se incluye un gran número de bacterias, Gram-negativas, no esporuladas y anaerobias facultativas, más conocidas por su importancia para la salud pública que por su papel en la alteración de los alimentos. En cualquier caso, algunas de las alteraciones conocidas de los alimentos están directamente relacionadas con las enterobacterias (Baylis, 2006). De hecho, *Escherichia coli* y otros miembros de este grupo son capaces de fermentar la lactosa y producir gas durante la maduración temprana de ciertos quesos de pasta dura como el Cheddar. En las carnes curadas secas, *Serratia* y *Proteus* spp., pueden crecer y producir compuestos volátiles que causan «olor a hueso» (*bone taint*).
- Mohos y levaduras: A pesar de que suelen crecer más despacio que las bacterias, existen en muchas y diferentes condiciones ambientales y pueden utilizar muchos sustratos. Son bastante tolerantes a los pH bajos, baja actividad de agua, bajas temperaturas y a la presencia de algunos conservantes. Por ello pueden contaminar una gran variedad de alimentos y bebidas, causando, por ejemplo, los siguientes problemas:
  - Podredumbre en frutas, por ejemplo, mohos de la clase Zygomycetes (Dijksterhuis y Samson, 2006) como el *Rhizopus sexualis* que afecta a las fresas.
  - Crecimiento pigmentado, como el causado por *Penicillium* spp. (Magan y Aldred, 2006) en alimentos horneados.
  - Fermentación de azúcares que produzcan ácidos, gas o alcohol, como *Zygosaccharomyces* (Kurtzman y James, 2006) en productos con alto contenido en azúcar, por ejemplo, refrescos, mermeladas y confituras.
  - Desarrollo de olores extraños, como los *Saccharomyces* (Fleet, 2006) en bebidas alcohólicas como la cerveza, vino y sidra.

Claramente, el deterioro microbiológico y los cambios bioquímicos pueden estar estrechamente relacionados y, a menudo, interactúan. Para conocer en mayor profundidad los microorganismos alterantes, levaduras, mohos y bacterias, abarcando desde su taxonomía, características de crecimiento, supervivencia y muertes, características de las alteraciones, métodos de detección y análisis, y la gestión y control de los microbios alterantes de los alimentos, se puede consultar la excelente referencia editada por Blackburn (2006).

La microbiología predictiva se ha centrado más en las bacterias no patógenas y existe un número relativamente pequeño de estudios que tratan sobre el modelado del crecimiento de mohos y su destrucción. Está disponible un artículo interesante sobre micología predictiva (Dantigny *et al.,* 2005).

2.2 Factores que influencian a la vida útil de los alimentos

Existe una relación directa entre los factores que influencian a la vida útil de los alimentos y los mecanismos por los que se alteran. Conocer esos mecanismos ayudará a identificar correctamente los factores que limitan su vida útil. Una vez identificados y asociados sus parámetros, deberán ser controlados y vigilados, en muchos casos de manera similar a lo establecido en el HACCP, si lo que se quiere es que la vida útil se mantenga de manera consistente en el tiempo. En general, son muchos los factores que afectan a la vida útil, siendo estudiados en las siguientes secciones.

2.2.1 Factores intrínsecos

Materias primas

Casi como una norma fija, la calidad del producto final es el reflejo de la calidad de sus materias primas. No todas las características y parámetros de una materia prima afectarán a la vida útil. Por ello hay que identificar aquellas que sí le afectan y conocer su efecto. Por ejemplo, las berzas almacenadas en refrigeración suelen tener recuentos de levaduras mayores que las recién recolectadas (Betts y Everis, 2000). El uso de las primeras en ensalada reducirá significativamente la vida útil de ésta, siendo preciso adaptar la misma dependiendo de la época del año. Por ello, es de vital importancia las especificaciones de compra realistas para todas las materias primas. De hecho, las siguientes categorías con sus tolerancias, en caso necesario, se suelen utilizar en las especificaciones de la carne y carne de ave (James y James, 2008):

- Tipo de carne: especie, composición, tipo de corte, etc.
- Cuerpos extraños: habitualmente ausentes.
- Otras consideraciones: porcentaje de grasa, presencia del nivel acordado de piel, cartílago, etc.
- Carnes extrañas: cantidad de carne de otras especies, principalmente en el caso de las carnes picadas.
- Daños: golpes o daños físicos.
- Pérdida de integridad del envase: en el caso de carne cruda envasada al vacío.
- Grado de humedad: nivel especificado.
- Criterios/especificaciones microbiológicas: criterios voluntarios o legales según sea aplicable.
- Envase: tipo y etiquetado.

El producto final, elaborado o no, es difícil que cumpla regularmente con la vida útil que tenga asignada si se utilizan materias primas que no estén dentro de las especificaciones.

Composición y formulación del producto

La composición de un alimento es el factor individual más importante para establecer la vida útil de un alimento. Por ejemplo, los sólidos con alto índice refractométrico son los que proporcionan tradicionalmente la vida útil a las mermeladas, sin el empleo de conservantes. Igualmente, un índice de 3,6% de concentración de ácido acético en la parte volátil de los encurtidos y salsas no pasterizadas les proporciona estabilidad y seguridad microbiológica. Los alimentos fritos tienen un contenido relevante de aceite (Tabla 2.7), siendo la calidad del mismo de gran importancia para establecer la vida útil. La margarina es una emulsión de agua en aceite con un contenido alto de grasa, mínimo del 80%, lo que limita el crecimiento de la mayoría de los microorganismos, inclusive patógenos y alterantes (Tuynenburg Muys, 1969; Delamarre y Batt, 1999). Aunque no es común hoy en día, es sensible a la oxidación. El desarrollo de sucedáneos de la mantequilla con bajo contenido en grasa, ha hecho que la oxidación de las grasas sea un mecanismo alterante menos importante que otros como la inestabilidad de la emulsión y las alteraciones microbianas. Por ello, se usan agentes emulsionantes, mono y diglicéridos y lecitinas, y conservantes como el sorbato potásico, para aumentar la vida útil de estos productos. La investigación ha demostrado que, además de un tratamiento térmico adecuado y un control de temperatura del almacenamiento y distribución posterior, la formulación del producto, en lo relativo a pH, contenido de sal, etc., es un factor crítico en el establecimiento de la vida útil (Gould, 1999).

Estructura del alimento

La mayoría de los alimentos sólidos y semisólidos (salchichas, mayonesa, margarina, etc.) no poseen una estructura homogénea y uniforme. En la Tabla 2.8 (Brocklehurst, 2004) se muestran algunos ejemplos de estructura de los alimentos. Por ello los factores químicos y físicos que afectan al crecimiento microbiano y/o a las reacciones químicas o bioquímicas pueden variar según la localización en el alimento. Los estudios con microscopía electrónica (Katsaras y Leistner, 1991) han mostrado que la flora natural y los cultivos añadidos no se distribuyen homogéneamente en las salchichas fermentadas sino que se acumulan en las cavidades del producto. Se ha comprobado que la distribución de los microbios influye en

Tabla 2.7 Absorción de aceite por los alimentos fritos.

Alimento	Aceite absorbido (%)
Patatas congeladas	4-6
Patatas frescas	9-11
Alimentos rebozados (por ej., pescado)	8-12
Alimentos rebozados y empanados	7-13
Donuts	10-15
Patatas fritas de bolsa	30-35

Tabla 2.8 Ejemplos de estructuras de los alimentos[a].

Estructura del alimento	Ejemplos de alimentos
Líquida	Sopas, zumos (con algunas partículas en suspensión)
Gel	Patés, gelatinas, requesón
Emulsión de aceite en agua	Nata, leche, mayonesa, crema para ensalada
Emulsión de agua en aceite	Mantequilla, margarina, margarinas pobres en grasa
Emulsión gelificada	Queso de leche sin desnatar
Superficie	Tejidos vegetales y cárnicos

[a] Adaptado de Brocklehurst (2004).

el proceso de maduración del producto y por tanto en su estabilidad y seguridad microbiológica. La estructura del alimento, además, permite explicar por qué los modelos predictivos suelen fallar cuando se aplican a alimentos estructurados (Robins *et al.,* 1994; Dens y Van Impe, 2001; Wilson *et al.,* 2002; Meldrum *et al.,* 2003). Del mismo modo, se cree que la estructura del alimento es responsable de las diferencias en materia de oxidación lipídica entre la grasa a granel y la emulsificada (Coupland y McClements, 1996), ocurriendo lo mismo en el caso de la variación de la capacidad antioxidante de los antioxidantes utilizados en un medio u otro (Gordon, 2010).

Macroestructura del producto

La macroestructura del producto hace referencia a los diferentes elementos que tiene un producto alimentario. En los productos compuestos o con varios elementos puede existir contacto entre los mismos que, habitualmente, resultan en migraciones del contenido de humedad, color, aromas o aceites de un elemento a otro del producto. En las tartas de frutas, la migración de humedad desde el relleno a la masa hace que vaya perdiendo gradualmente la textura correcta. Esa migración de humedad puede ocurrir en la fase vapor cuando los cereales de desayuno se mezclan con fruta seca, que tienen una vida útil menor que la de los cereales (Howart, 2000). Del mismo modo, la combinación de productos con contenidos microbiológicos diferentes como ensaladas y tacos de queso, puede que reduzca la vida útil del producto final.

Actividad de agua (a_w)

La actividad de agua (a_w) expresa la «disponibilidad» del agua en una solución. Cuando esta solución y la atmósfera con la que está en contacto están en equilibrio, la humedad relativa de esa atmósfera se denomina humedad relativa en equilibrio (ERH, en sus siglas en inglés). En condiciones definidas de temperatura y presión atmosférica, la relación entre esas dos medidas se describe con las siguientes ecuaciones:

$$a_w = \frac{\text{ERH}}{100}$$

$$\text{ERH} = a_w \times 100\%$$

Los valores de la actividad de agua se han usado tradicionalmente como indicador de la estabilidad de los alimentos con respecto a su potencial para el crecimiento bacteriano, cambios químicos y bioquímicos y transferencias físicas como migraciones del contenido de humedad (Labuza y Hyman, 1998). Los humectantes como azúcares invertidos, glicerol, dextrosa y diferentes jarabes de glucosa se usan en la formulación de alimentos para cambiar ese potencial. En las Tablas 2.9 y 2.10 se muestran los valores de la actividad de agua de algunos alimentos y los valores mínimos que permiten el crecimiento de algunos microorganismos. En cualquier caso esos valores no deben ser considerados como valores absolutos. Aún más importante es el hecho de que la actividad de agua es sólo uno de los factores que afectan al crecimiento microbiano (ver Sección 2.1.4) y es la interacción entre los diferentes factores lo que permitirá o no el crecimiento de un microorganismo.

Tabla 2.9 Valores de la actividad de agua (a_w) de algunos alimentos.

a_w	Alimento
>0,98	Carnes frescas, pescado
	Fruta fresca, vegetales
	Leche, natas
	Zumos de frutas
0,98-0,93	Salchichas cocidas
	Algunos quesos como el Cheddar y queso en lonchas
	Carnes curadas, como el jamón
	Leche evaporada
	Panes, bollos
0,93-0,85	Salchichas secas o fermentadas
	Carne seca
	Jamón crudo
	Queso Cheddar curado
	Leche condensada con azúcar
0,85-0,60	Productos de pastelería a base de harina, como pasteles que no necesitan refrigeración
	Frutos desecados
	Mermeladas y gelatinas
	Pescado muy salado
	Algunos quesos muy curados
<0,60	*Noodles* instantáneos
	Productos de pastelería elaborados con azúcar y chocolate
	Galletas dulces y saladas
	Snacks, por ejemplo, patatas fritas de bolsa
	Vegetales deshidratados
	Cereales de desayuno

Tabla 2.10 Niveles mínimos de actividad de agua (a_w) para el crecimiento bacteriano[a].

Organismo	a_w mínima
Campylobacter jejuni	>0,987
Vibrio cholerae	0,984
Vibrio parahaemolyticus	0,981
Staphylococcus aureus para su crecimiento y producción de enterotoxinas	0,98
Clostridium perfringens	0,97
Escherichia coli (patógeno)	0,95
Salmonella spp.	0,94
Bacillus cereus	0,93
Listeria monocytogenes	0,92
Mayoría de las bacterias	0,91
Mayoría de las levaduras	0,85
Aspergillus flavus para su crecimiento y producción de aflatoxinas	0,80 (0,82)
Mayoría de los mohos	0,80
Bacterias halófilas	0,75
Bacterias xerófilas	0,65
Levaduras osmófilas	0,60

[a] Adaptado de ICMSF (1996).

Tabla 2.11 Variación de la humedad relativa del aire con relación a la temperatura en soluciones sobresaturadas[a].

	Humedad relativa (%) a determinada temperatura (°C)							
Sal	**5**	**10**	**15**	**20**	**25**	**30**	**35**	**40**
Sulfato potásico	98	98	97	97	97	96	96	96
Nitrato potásico	96	95	94	93	92	91	89	88
Cloruro potásico	88	88	87	86	85	84	83	82
Bromuro potásico	85	84	83	82	81	80	79	79
Sulfato amónico	82	82	81	81	80	80	80	79
Cloruro sódico	76	76	76	76	75	75	75	75
Nitrato sódico	–	–	–	66	65	63	62	62
Nitrato amónico	74	72	69	65	62	59	55	53
Dicromato sódico	59	58	56	55	54	52	51	50
Nitrato magnésico	58	57	56	55	53	52	50	49
Carbonato potásico	–	47	44	44	43	43	43	42
Yoduro potásico	43	42	40	39	38	36	35	33
Cloruro magnésico	34	34	34	33	33	33	32	32
Acetato potásico	24	24	23	23	22	22	21	20
Cloruro de litio	14	13	13	12	12	12	12	11
Hidróxido potásico	14	13	10	9	8	7	6	6

[a] Según HMSO (1970).

El método de Landrock y Proctor (Cakebread, 1974) es el método clásico para establecer la a_w o ERH. Implica la utilización de una serie de contenedores cerrados como estufas de laboratorio. En cada uno de esos contenedores se ponen muestras de alimentos en una atmósfera con humedad controlada, creada por medio de una solución de control con humedad relativa conocida. La Tabla 2.11 muestra los valores RH de las soluciones saturadas utilizadas habitualmente (HMSO, 1970). Se anotan los cambios en el peso de las muestras, registrándose las pérdidas o ganancias de peso de las muestras después de un cierto periodo de tiempo en diferentes condiciones de humedad y representándolas contra los valores de la humedad. Cuando la gráfica de los cambios en el peso comparados con la humedad relativa alcanza el valor cero, es decir, cuando no hay cambios en el peso, se obtiene el valor ERH. Hoy en día, por medio de aparatos como el Novasina, fabricado por la compañía suiza, Novatron Ltd, se pueden calcular las actividades de agua de los alimentos de manera rápida y fácil. La ERH se puede calcular por el método de la equivalencia de la sucrosa (Cauvain y Young, 2000) o estimarla usando el programa informático ERH CALC™ (ver Sección 1.11).

Transición vítrea

Muchos alimentos sólidos, especialmente los magros o bajos en grasa, son mezclas desordenadas de moléculas. Existen en un estado amorfo, metaestable y sin equilibrio. Los sólidos amorfos pueden existir en un estado vítreo duro y relativamente frágil o en otro fundido y altamente viscoso, como goma. El cambio entre esos estados tiene lugar a lo largo de la transición en un rango de temperaturas (T_g) que se denomina transición vítrea. White y

Cakebread (1966) fueron, con toda probabilidad, los primeros investigadores que destacaron la importancia de la influencia del estado vítreo en la estabilidad de los alimentos. Se supone que esta transición afecta a la estabilidad de los alimentos en la medida que el agua se inmoviliza cinéticamente y por tanto no puede ayudar o colaborar en las reacciones perjudiciales (Slade y Levine, 1991; Rahman, 1999). Se conoce que:

- La estabilidad de los alimentos y de sus ingredientes principales disminuye cuando el sistema avanza del estado vítreo al viscoso, es decir, el alimento es más estable a/y por debajo de la transición vítrea. Por ejemplo, un alimento congelado almacenado por debajo de su temperatura de transición vítrea puede ser considerado estable con relación a los cambios físicos (Zaritzky, 2000).
- Con la excepción de los procesos de oxidación lipídicos, cuanto más alta sea $T - T_g$ (es decir, por encima de la transición vítrea, siendo T la temperatura de interés), mayor será el deterioro.

Igualmente, la movilidad molecular y muchas propiedades tanto mecánicas como químicas, de los alimentos sólidos de baja humedad, se cree que están relacionadas estrechamente con su transición vítrea. Los diagramas de estado de los alimentos se han utilizado como herramienta para establecer las relaciones entre su estado físico, su temperatura y contenido en agua. Se trata de diagramas de fase simplificados utilizados para describir la dependencia de la concentración del estado vítreo de un componente alimentario con la temperatura y por ello se puede utilizar en el diseño y formulación de los alimentos (Torreggiani *et al.,* 2000). Dado que incluso en el caso de los alimentos magros de baja humedad, el concepto del estado vítreo no explica todos los cambios que tienen lugar en ese tipo de alimentos, hoy en día el enfoque más habitual trata de combinar su papel con otros factores, como la actividad de agua, para estudiar la estabilidad de los alimentos. Está disponible información más detallada sobre el estado vítreo y la estabilidad alimentaria en Kalichevsky-Dong (2000), Roos (2000), Farhat (2004) y Rahman (2006).

Valor pH y acidez (acidez total y tipo de ácido)

El valor del pH de un alimento varía dependiendo de su composición y formulación. Dado que la acidez tiene gran influencia en la vida útil y seguridad del producto, su valor debe ser controlado. El pH de un sistema tiene relación con la concentración de iones de hidrógeno, los cuales, en el caso de los alimentos, provienen de los ingredientes «ácidos» que se disocian en el agua liberándolos. El hecho de que los microorganismos sólo pueden crecer y multiplicarse a determinados valores del pH es bien conocido y documentado. En la Tabla 2.12 se muestran los valores de pH típicos de ciertos alimentos y en la Tabla 2.13 se muestran los valores óptimos para el crecimiento de ciertos microorganismos. En cualquier caso, los valores mostrados en las tablas no son absolutos dado que los alimentos son complejos, formados no sólo por una fase acuosa, sino también por proteínas, aceites, grasas y muchos otros componentes. La complejidad de los alimentos hace que la medición y predicción de su pH sea difícil (Wilson y Hibberd, 2000). Además, el pH de un alimento puede variar a lo largo de su vida útil debido a los cambios que ocurren en el alimento. En algunos casos, como en las salchichas fermentadas o en los quesos madurados con hongos ese cambio en el pH, y la disminución de su valor en estos casos, es uno de los factores de conservación de los alimentos.

Tabla 2.12 Valores típicos del pH de algunos alimentos[a].

Rango del pH	Alimento	pH
Acidez baja (pH 7,0-5,5)	Leche	6,3-6,5
	Queso Cheddar	5,9
	Queso Roquefort	5,5-5,9
	Bacón	5,6-6,6
	Carne roja	5,4-6,2
	Jamón	5,9-6,1
	Vegetales enlatados	5,4-6,4
	Pollo	5,6-6,4
	Pescado	6,6-6,8
	Crustáceos	6,8-7,0
	Mantequilla	6,1-6,4
	Patatas	5,6-6,2
	Arroz	6,0-6,7
	Pan	5,3-5,8
Acidez media (pH 5,5-4,5)	Vegetales fermentados	3,9-5,1
	Algunos quesos	4,5
	Plátanos	4,5-5,2
	Vainas	4,6-5,5
Ácidos (pH 4,5-3,7)	Mayonesa	3,0-4,1
	Tomates	4,0
Alta acidez (pH <3,7)	Encurtidos envasados y zumos de frutas	3,5-3,9
	Chucrut	3,1-3,3
	Cítricos	3,0-3,5
	Manzanas	2,9-3,3

[a] Adaptado de ICMSF (1988).

Tabla 2.13 Valores límite del pH para el crecimiento microbiano[a].

Organismo	pH óptimo
Campylobacter jejuni	6,5-7,5
Vibrio cholerae	7,6
Vibrio parahaemolyticus	7,8-8,6
Staphylococcus aureus para su crecimiento y producción de enterotoxinas	6-7 (7-8)
Clostridium perfringens	7,2
Escherichia coli (patógeno)	6-7
Salmonella spp.	7-7,5
Bacillus cereus	6-7
Listeria monocytogenes	7,0
Aspergillus flavus para su crecimiento	5-8

[a] Adaptado de ICMSF (1996).

Tabla 2.14 Ácidos antimicrobianos orgánicos e inorgánicos comunes.

Ácido	Ejemplos de alimentos en los que se usa
Ácidos orgánicos débiles y sus ésteres usados como conservantes	
Propionato	Pan, pasteles, quesos, granos
Sorbato	Quesos, jarabes, pasteles, aliños
Benzoato	Encurtidos, refrescos, aliños
Ésteres del benzoato (parabenes)	Productos de la pesca marinados
Ácidos orgánicos usados como acidulantes	
Acético, ascórbico, cítrico, fumárico, láctico, málico	Salsas de pH bajo, mayonesa, aliños, ensaladas, yogures, bebidas, zumos y concentrados de frutas
Ácidos inorgánicos usados como conservantes	
Sulfitos	Fruta en trozos, fruta desecada, vino, embutidos
Nitritos	Productos cárnicos curados
Ácidos minerales usados como acidulantes	
Fosfórico, carbónico (dióxido de carbono)	Refrescos
Bórico	Huevas de pescado

[a] Adaptado de Gould (1996).

Algunos ingredientes ácidos (ver Tabla 2.14), tanto orgánicos como inorgánicos, tienen efectos antimicrobianos por sí mismos. En el caso de los ácidos orgánicos, su efecto conservante se atribuye a sus formas no disociadas que aumentan su eficacia en los ácidos acético, propiónico y benzoico. La proporción no disociada del ácido se establece por la constante de disociación, pK y por el pH del alimento. Dado que los valores pK de estos ácidos orgánicos débiles va desde 4,2 del benzoico a 4,87 del propiónico, a valores pH muy por encima de esas cifras, la acción conservante de estos ácidos disminuye en gran medida (Gould, 1996).

Tal y como se indicó, el pH afecta tanto a los cambios químicos y biológicos que tienen lugar en el alimento, como al empardecimiento enzimático y no enzimático, a la degradación del aspartamo y al empalidecimiento de algunos colores, ver Secciones 2.1.3 y 2.1.4. Estos cambios a su vez afectan a la vida útil.

Potencial Redox (E_h)

La reducción y oxidación (redox) implican la transferencia de electrones. La oxidación tiene lugar con la pérdida de electrones, en la medida que una molécula, átomo o ion pierde electrones y aumenta su estado de oxidación. La reducción es la ganancia de electrones que disminuye el estado de oxidación. Las reacciones redox están emparejadas, es decir, tienen lugar al mismo tiempo. El agente reductor pierde electrones y se oxida, y el oxidante gana electrones y se reduce. Por supuesto, el oxígeno es el ejemplo perfecto de agente oxidante, entre los agentes reductores habituales están los monosacáridos (glucosa, fructosa) y el ácido ascórbico. El potencial redox (E_h, medido a pH 7), también conocido como potencial oxidación-reducción o reducción-oxidación, es un parámetro fisicoquímico que establece las propiedades oxidantes o reductoras de un medio, como un alimento o bebida. Entre los factores que afectan al E_h de los alimentos están las parejas redox existentes, el ratio entre oxidante y reductor, el pH, capacidad de estabilización (es decir, la resistencia al cambio de potencial), disponibilidad de oxígeno y actividad microbiana (Adams y Moss, 2008). En la Tabla 2.15 se muestran algunas parejas redox y sus valores potenciales redox estándar, junto con los potenciales redox de algunos alimentos. El potencial redox ejerce una gran influencia en la microflora de los alimentos y sobre muchas reacciones químicas y bioquímicas de los mismos relevantes para la vida útil (ver Sección 2.1.2). Los aerobios son las especies capaces de crecer en presencia de oxígeno, por ejemplo *Bacillus* spp. Los microaerófilos precisan de oxígeno pero a un nivel inferior al presente en la atmósfera, por ejemplo, los lactobacilos y *Campylobacter* spp. Los aerobios facultativos, como el *E. coli*, pueden crecer en condiciones aeróbicas y anaeróbicas. El *Clostridium perfringens* es un anaerobio estricto que no puede sobrevivir en presencia de oxígeno.

Tabla 2.15 Valores E_0 estándar de algunos pares redox comunes y E_h de algunos alimentos[a].

Pares redox	E_0 **(mV)**	
H^+/H	–420	
$NAD^+/NADH$[b]	–320	
$NADP^+/NADPH$[c]	–315	
Acetoacetato/3-hidroxibutirato	–270	
Piruvato/lactato	–190	
Oxaloacetato/malato	–170	
Azul de metileno ox/rojo	+11	
Fumarato/succinato	+30	
Ácido deoxiascórbico/ácido ascórbico	+80	
Citocromo C ox/rojo	+250	
Fe^{3+}/Fe^{2+}	+760	
$½O_2/H_2O$	+820	
Alimento	E_h **(mV)**	**pH**
Trigo (grano entero)	–320 hasta –360	6,0
Carne cruda (tras *rigor mortis*)	–200	5,7
Patata	aprox. –150	aprox. 6,0
Salchichas cocidas y carne en lata	–20 hasta –150	aprox. 6,5
Espinacas	+74	6,2
Carne cruda picada	+225	7,0
Cebada (grano molido)	+225	5,9
Limón	+383	2,2
Uva	+409	3,9
Pera	+436	4,2

[a] Adaptado de Liu *et al.* (2013) y Adams y Moss (2008).
[b] Formas oxidadas/reducidas de dinucleótido de nicotinamida y adenina.
[c] Formas oxidadas/reducidas de nicotinamida adenina dinucleótido fosfato.

El potencial redox es uno de los factores conservantes más importantes utilizados en la elaboración de alimentos listos para comer y productos cárnicos no refrigerados en Alemania. El ajuste cuidadoso y control de varios parámetros críticos, entre los que están la E_h son esenciales para garantizar la vida útil de productos estables no refrigerados como las salchichas tipo «bologna» y «brühdauerwurst» (Leistner, 2000). En el caso del zumo de naranja, se ha demostrado por Alwazeer *et al.* (2003) que el E_h influye en sus cualidades microbiológicas, nutricionales y sensoriales. Estos investigadores mostraron que las condiciones oxidantes aumentaban la destrucción térmica de *Lactobacillus plantarum* y *Saccharomyces cerevisiae,* alterantes habituales del zumo de naranja y el almacenamiento en ausencia de oxígeno y condiciones reductoras mejoraban la estabilidad microbiológica y la calidad organoléptica del producto pasterizado.

2.2.2 Factores extrínsecos

Elaboración y conservación

El proceso de elaboración y conservación de alimentos incluye múltiples operaciones. Puede tener un efecto considerable sobre la microflora y las propiedades físicas, químicas, bioquímicas y sensoriales de un alimento, y por tanto sobre la vida útil del mismo. A continuación se enumeran algunas actividades típicas del proceso de elaboración.

Preparación de materias primas: Por ejemplo, clasificación, lavado y pelado.
Reducción de tamaño: Por ejemplo, loncheado, cortado y molido.
Separación: Por ejemplo, tamizado, filtrado y centrifugado.
Otras operaciones que pueden realizarse a temperatura ambiente: Por ejemplo, mezclado, formado y fermentación.
Operaciones que necesitan vapor o agua caliente: Por ejemplo, escaldado, pasterización, esterilización, evaporación, cocinado y cocinado por extrusión.
Operaciones que necesitan aire o aceite caliente: Por ejemplo, secado, cocción, asado y fritura.
Operaciones que extraen el calor de los alimentos: Por ejemplo, refrigeración y congelación.
Otras operaciones auxiliares y posteriores a la elaboración: Por ejemplo, aplicación de cobertura y adornado, rellenado, sellado, envasado y detección de metales.

Las razones primordiales de la elaboración y preparación de los alimentos, ya sea a nivel industrial o doméstico, son las siguientes:

- Transformar alimentos crudos en algo comestible y agradable de consumir. Por ejemplo la mezcla de harina con agua y levadura para elaborar la masa, que luego se hornea para hacer pan.
- Transformar una materia prima en algo seguro y agradable de comer, como en el caso del asado de pollos.
- Conservar alimentos en épocas de abundancia en algo que se puede almacenar a temperatura ambiente y consumir más tarde, como la mermelada producida a partir de frutas.
- Preparar, elaborar, envasar y distribuir alimentos, de acuerdo con su vida útil, de diferentes maneras que van desde la preparación de vegetales para su elaboración en el

domicilio hasta alimentos completamente preparados y conservados, listos para su consumo. En esencia, esto es la base tecnológica de una industria alimentaria mundial de grandes proporciones.

Aunque muchas de estas operaciones, como la pasterización y refrigeración, influyen por sí mismas en la vida útil, las operaciones que tienen lugar durante la elaboración de un alimento no deben ser estudiadas de manera aislada. Además del tipo de elaboración a la que se someten, la mayoría de los productos alimentarios deben mantener la integridad del envase para cumplir con su vida útil. Por otro lado, la intensidad del proceso de elaboración puede verse afectada por varios factores. Por ejemplo, los alimentos que tengan un pH inferior a 4,5 no deben ser tratados térmicamente con la misma intensidad que los alimentos de baja acidez con un pH superior a 4,5. En ausencia de otros sistemas de conservación, estos últimos necesitarán un calentamiento mínimo «antibotulínico» si se pretende que su vida útil supere los seis meses a temperatura ambiente. A la vista de la influencia que la elaboración puede tener en la vida útil del producto, se debe identificar la etapa del proceso

Tabla 2.16 Factores críticos de algunos métodos conocidos de conservación[a].

Método de conservación	Factores críticos
Enlatado	• Proceso programado correctamente, combinación correcta de tiempo y temperatura • No contaminar el producto tras el procesado
Pasterización	• Tratamiento térmico adecuado, combinación correcta de tiempo y temperatura • Almacenamiento correcto y control adecuado de la temperatura del producto, por ejemplo, refrigeración
Enfriado	• Calidad de las materias primas • Tiempo de enfriado • Cumplimiento con los requisitos de control de temperatura durante la distribución, almacenamiento y exposición
Congelación	• Tratamiento previo a la congelación, por ejemplo, el escaldado • Tiempo de congelación • Control de temperatura durante el almacenamiento y distribución
Deshidratación/desecado	• Sistema de deshidratación • Contenido final de agua/actividad de agua • Envase apropiado para el producto
Curado	• Calidad microbiológica de la materia prima • Composición correcta de las sales de curado • Elaboración, por ejemplo, cocinado o ahumado a temperatura correcta y durante tiempo adecuado
Fermentación	• Cultivos adecuados y condiciones correctas • Elaboración y almacenamiento adecuados, por ejemplo, en refrigeración
Envasado en atmósfera modificada	• Combinación de gases adecuada • Envase sellado • Condiciones de almacenamiento y distribución, por ejemplo, en refrigeración

[a] Adaptado de Hutton (2004).

que sea crítica, junto con sus características, por ejemplo la combinación de tiempo y temperatura, utilizando el sistema HACCP. Además, esos puntos de control críticos identificados deberán ser gestionados correctamente durante el proceso de producción. En la Tabla 2.16 se relacionan una serie de factores críticos de algunos métodos de conservación de los alimentos.

Higiene

Una buena higiene, que es una parte de las BPF, es fundamental para producir alimentos seguros. En cierto modo, la necesidad de una buena higiene distingue la producción de alimentos de la elaboración de productos no alimentarios. Una higiene inadecuada conlleva una contaminación, que puede ser de naturaleza física, química o microbiológica y que puede afectar en gran medida a la seguridad y estabilidad de los alimentos. La investigación ha probado contundentemente que una higiene inadecuada durante el loncheado provocó la alteración y reducción de la vida útil de productos cárnicos curados y envasados al vacío (Holley, 1997) y que la flora existente en las instalaciones afecta a la calidad microbiológica y vida útil del salmón ahumado y refrigerado (Hansen *et al.,* 1998). Algunas experiencias indican que la vida útil de algunos pasteles puede aumentarse un 10-15%, simplemente mejorando la higiene, la limpieza y con un control de plagas más adecuado (Jones, 2000b). Sin embargo, el papel de la higiene no se suele considerar como factor importante en las pruebas de almacenamiento y no es una de las variables incluidas en los modelos microbiológicos predictivos habituales.

Sistemas y materiales de envasado

El envase protege y conserva. Protege los alimentos contra daños físicos y previene que se contaminen durante el transporte, almacenamiento y distribución. Los materiales de envasado también pueden constituir una barrera contra la luz, intercambios de gases y/o transferencia de vapor de agua, protegiendo los alimentos contra muchos de los cambios que limitan la vida útil de los alimentos (ver Secciones 2.1.1-2.1.3). Además, el envase es parte importante del sistema de conservación del alimento. Ejemplos de lo anterior son las latas metálicas en el caso de las conservas y los «bricks» de cartón laminado para los líquidos envasados asépticamente. En estos últimos años, muchos de los adelantos en la tecnología alimentaria han sido motivados por el desarrollo en los sistemas de envasado, los cuales han hecho que en muchos casos la vida útil se haya visto prolongada (ver Sección 1.13). La Tabla 2.17 muestra algunos ejemplos de alimentos envasados en atmósfera modificada, su vida útil aproximada y las mezclas de gas recomendadas.

Almacenamiento, distribución y exposición para la venta

Aspectos como la temperatura, humedad relativa, exposición a la luz y las manipulaciones realizadas durante el almacenamiento, distribución y exposición en el punto de venta de los alimentos pueden afectar en gran medida a la vida útil. En algunas ocasiones, debido a que son desconocidos o no se pueden medir fácilmente, se tiene la tentación de no tener en cuenta esos aspectos a la hora de establecer la vida útil. Es posible predecir el crecimiento bacteriano en productos refrigerados utilizando los datos obtenidos mediante el registro de temperaturas del sistema de distribución refrigerado. La Figura 2.2 muestra los resultados utilizando ese tipo de datos (Baird-Parker y Kilsby, 1987). Se han realizado estudios para analizar la influen-

Tabla 2.17 Envasado en atmósfera modificada (MAP, en sus siglas en inglés) de algunos alimentos y la vida útil que pueden alcanzar[a,b].

Tipo de alimento	Mezcla de gases típica para envases individuales			Vida útil alcanzable (días)	
	O_2 (%)	CO_2 (%)	N_2 (%)	En aire	En MAP
Carne roja cruda	70	30		2-4	5-8
Pollo crudo		30	70	4-7	10-21
Pescado crudo blanco con poco contenido en grasa	30	40	30	2-3	4-6
Productos cárnicos cocinados, curados y procesados		30	70	7-21	21-49
Pescado y productos de la pesca cocinados, curados y procesados		30	70	5-10	7-21
Comidas listas para comer y productos cocinados y refrigerados		30	70	2-5	5-10
Pasta fresca		50	50	7-14	21-28
Frutas frescas preparadas y productos vegetales	5	5	90	2-7	5-35
Productos lácteos		100		7-28	14-84
Productos de panadería (temperatura ambiente)		50	50	4-14	28-84
Alimentos desecados (temperatura ambiente)			100	4-8 meses	1-2 años

[a] A menos que se indique lo contrario la temperatura recomendada es de 0-3°C.
[b] De Anón., 1995.

cia de la temperatura, durante el almacenamiento y distribución, en la vida útil de las bebidas carbónicas envasadas en botellas de plástico. Se ha visto que en condiciones similares a las que se dan durante la distribución del producto, la vida útil real varía significativamente de la estimada en caso de aumentos de temperatura producidos por la apertura de puertas del almacén y la exposición a la luz del sol (Del Nobile *et al.,* 1997). Se sabe que las salsas emulsionadas, como la mayonesa, sufren una descomposición de la emulsión durante la distribución, como resultado de una excesiva vibración exacerbada por las altas temperaturas ambientales. Por tanto, no se deben pasar por alto las condiciones de almacenamiento y distribución. En el caso de algunos alimentos, como los refrigerados en el Reino Unido, la normativa sanitaria permite un máximo de 8°C durante la distribución y exposición de los mismos (TSO, 2013). En este caso, esas condiciones deben ser reproducidas e incluidas en los estudios de vida útil. Un avance técnico, que es de esperar que contribuya a la vigilancia del historial de temperatura de los alimentos durante el almacenamiento, distribución y exposición, es el uso de los indicadores de tiempo y temperatura (Time-Temperature Indicators, TTI). Son sensores que pueden proporcionar información sobre el histórico de temperaturas del producto al que se adjuntan. Se pueden clasificar del siguiente modo (Singh, 2000):

- Indicadores de temperatura crítica, como MonitorMark™ Thaw Indicator (Indicador de descongelación MonitorMark™) elaborado por la División de Envases de 3MTM.

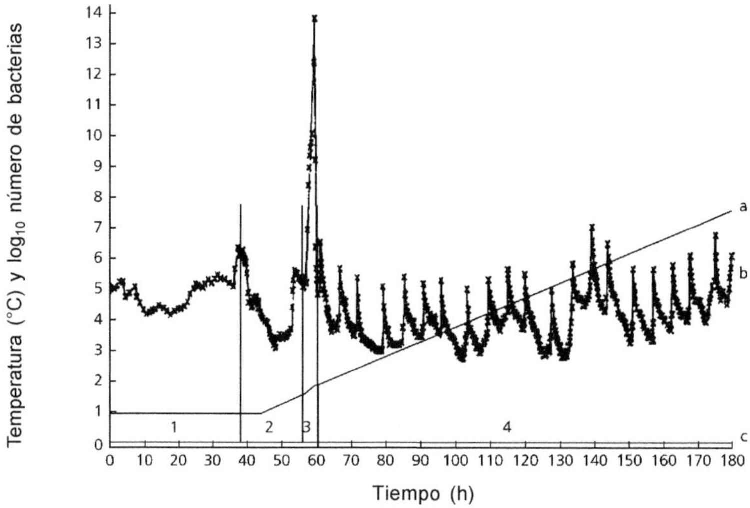

Figura 2.2 Perfil de temperatura durante la distribución y crecimiento bacteriano: curva a, predicción de crecimiento de los microorganismos Gram-negativos que deterioran la carne; curva b, variaciones de la temperatura; curva c, predicción de crecimiento de *Staphylococcus aureus*. Áreas clave de la gráfica: 1, cargado del producto en vehículos refrigerados; 2, distribución al punto de venta pasando por almacén; 3, manipulación en la tienda antes de refrigerar; 4, almacenamiento en refrigeración en la tienda. Reproducido de Baird-Parker & Kilsby (1987) © John Wiley & Sons, Ltd.

- Indicadores parciales de históricos como MonitorMark™ Treshold Indicator (Indicador de umbral MonitorMark™) elaborado por la División de Envases de 3MTM.
- Indicador total de históricos como LifeLines™ Fresh-Scan, Indicator elaborado por LifeLines Technologies.

Se ha publicado información referente a las especificaciones de los TTI en aspectos como su rendimiento técnico (precisión y «reproducibilidad») y pruebas de referencia (George y Shaw, 1992; BSI, 1999). El publicado por la Institución Británica de Normalización (BSI, en sus siglas en inglés) ha sido retirado.

Una tecnología más reciente consiste en el desarrollo y uso de indicadores de tiempo y temperatura (TTI) capaces de vigilar y comunicar la temperatura de alimentos individuales a lo largo de la distribución. British Airways ha utilizado etiquetas TTI, producidas por Vitsab International AB (http://vitsab.com/) para vigilar la temperatura de las comidas servidas a bordo. Para conocer información reciente sobre los TTI es aconsejable consultar la revisión realizada por Taoukis (2010). La investigación y desarrollo de los TTI ha sido financiada por el EU: FP5 Quality of life RTD Project SMAS, QLK1-CT-2002-02545 (http://smas.chemeng.ntua.gr) y el FP6 Collective Research Project FRESHLABEL, COLL-CT-2005-012371.

En la UE, el uso de TTI está regulado por el Reglamento de la Comisión (CE) n.° 450/2009 sobre materiales y objetos activos e inteligentes destinados a entrar en contacto con alimentos.

2.2.3 Interacción entre los factores intrínsecos y extrínsecos

Tanto los factores intrínsecos (por ej., composición del producto), como los extrínsecos (elaboración), pueden afectar a la vida útil de manera independiente o combinada. Hay multitud de ejemplos de esa interacción entre los factores. Por ejemplo, los productos basados en el chocolate se han vuelto a formular para su exportación a países tropicales debido a que la grasa de coco se derrite a una temperatura próxima a la del cuerpo humano, 36°C. Los alimentos enlatados destinados a climas cálidos precisan un tratamiento térmico mayor para evitar su alteración por causa de las bacterias termófilas. El uso de sales para el curado que dan al bacón su vida útil, aumenta el riesgo de oxidación lipídica si el producto se congela debido a que aumenta su concentración. En Alemania, el mini-salami crudo es un producto fermentado muy popular, que es estable a temperatura ambiente por varios factores. Cualquier patógeno que sobreviva al proceso de elaboración muere rápidamente durante el almacenamiento. Se cree que si el producto se almacena en refrigeración, los patógenos sobrevivirán mucho más tiempo, haciendo peligroso el producto (Leistner, 2000). Por tanto, cuando se establece la vida útil es importante evaluar los efectos de todos los factores relevantes tanto individualmente como en combinación.

2.2.4 Manipulación y uso por el consumidor

La manipulación y uso por parte del consumidor puede ser un elemento importante a la hora de establecer la vida útil, aun estando fuera del control del productor en su mayor parte y poder ser muy variable. En teoría, en el caso de un producto existen innumerables maneras de que sea comprado y transportado al domicilio, siendo la duración y características de las mismas difícilmente predecibles. Una vez en el domicilio, de nuevo, hay múltiples combinaciones posibles relacionadas con el almacenamiento, manipulación y uso del alimento. Hay disponible algo de información sobre el modo en que se manipulan los alimentos refrigerados en Evans *et al.* (1991) y Evans (1998). Sin embargo, dado lo limitado de los recursos, es difícil pensar cómo se pueden simular la manipulación y uso por parte del consumidor en las pruebas de almacenamiento. Además, no es práctico imitar las manipulaciones incorrectas que puedan afectar a la vida útil, ya que son impredecibles. En la práctica, la inclusión de las «peores condiciones» de almacenamiento (ver Sección 1.14.2) en todas las pruebas de almacenamiento y la introducción de un margen de seguridad generoso en la vida útil final, son las precauciones que puede tomar el elaborador. A largo plazo, la educación de los consumidores mediante la información contenida en las etiquetas, folletos, etc., sobre el modo de manipular, almacenar y utilizar el producto constituirán una herramienta cada vez más importante para la gestión de la vida útil. De hecho, la indicación de «cualquier necesidad especial de almacenamiento o condiciones de uso» son un requisito legal del etiquetado dentro de la UE (EC, 2011a) (ver Sección 1.5). La siguiente lista muestra algunos de los consejos más comunes que pueden verse en el etiquetado sobre el almacenamiento y uso en el domicilio:

- Guardar en lugar fresco y seco; una vez abierto guardar en el frigorífico y consumir en 4 semanas (por ej., en el caso del kétchup).
- Guardar en lugar fresco y seco protegido de la luz solar, en el caso de productos almacenables a temperatura ambiente y con contenido graso significativo.

- Guardar en el frigorífico (por ej., en el caso de las margarinas y sus sucedáneos bajos en grasa).
- Guardar en refrigeración entre 0°C y 5°C; puede congelarse; congelar el mismo día de compra, utilizar en un mes máximo, descongelar completamente antes de su uso (por ej., los alimentos refrigerados listos para comer).
- Cocinar sin descongelar, una vez descongelado, no recongelar (por ej., en el caso de algunos alimentos congelados).

La revista *Food Control* ha publicado entre 2008 y 2014 diferentes artículos basados en estudios que tratan problemas, específicos y generales, relacionados con la manipulación de los productos por parte de los consumidores, elaborados en diferentes países como Eslovenia (Jevšnik *et al.,* 2008), China (Gong *et al.,* 2011), Nueva Zelanda (Al-Sakkaf, 2012), España (Doménech *et al.,* 2013), Turquía (Ergönül, 2013), Francia (Taché y Carpentier, 2014) y España (Azevedo *et al.,* 2014), que han valido para subrayar la necesidad urgente de que estos países y otros desarrollen campañas de concienciación y programas educativos para mejorar la manipulación y uso de los alimentos en el ámbito doméstico.

2.2.5 Consideraciones comerciales

La caducidad final se ve a menudo afectada por consideraciones comerciales, siendo algunas de ellas:

- El nivel de existencias preciso para mantener la cadena de distribución sin quedarse sin producto expuesto en las tiendas.
- La necesidad de cumplir con la demanda estacional.
- Las necesidades de aumentar las existencias para cumplir con las necesidades de promociones especiales.

La mayoría de las cadenas de distribución exigen, en el punto de distribución, una caducidad residual mínima para los productos etiquetados con su marca como parte del acuerdo comercial. Además, habitualmente, la caducidad de los productos de marca blanca suele ser mucho más corta que los equivalentes de otras marcas, debido a que las marcas blancas suelen tener una vida comercial en el punto de venta mucho menor, dado que suelen disfrutar de un sistema de distribución más eficaz y unos precios más competitivos.

2.3 Resumen

A continuación se enumeran una serie de puntos clave:

- Muchos de los mecanismos que alteran y deterioran los alimentos son bien conocidos.
- La bioquímica, química y microbiología de los alimentos son la base de los conocimientos actuales sobre alteración y deterioro de los alimentos.
- Existen muchos factores, intrínsecos y extrínsecos, que influencian en el deterioro de los alimentos. Estos factores pueden actuar independientemente o en combinación.

- La manipulación y uso, por parte del consumidor, aspectos sobre el que los elaboradores tienen poca capacidad de control, pueden ser un factor importante que afecta a la vida útil del producto.
- Es preciso realizar mucho trabajo para desarrollar y mantener programas de concienciación y educación relacionados con la seguridad alimentaria para la mejora de la manipulación y uso de los alimentos en los domicilios, tanto por razones de seguridad alimentaria como económicas.
- La vida útil asignada a un producto puede verse afectada por razones comerciales, siendo más corta de lo que sería posible basándose exclusivamente en consideraciones tecnológicas.

SECCIÓN 3

Determinación de la vida útil en la práctica

En esta sección se describen una serie de casos prácticos para ilustrar cómo se puede establecer la vida útil en la práctica. Los ejemplos son ficticios y es posible que existan metodologías y procedimientos alternativos o mejores. En cualquier caso, el objetivo es que sirvan como ejemplo de lo que se puede hacer siendo inadmisible ninguna responsabilidad por su aplicación y uso.

3.1 Caso práctico 1. Alimento refrigerado

3.1.1 El producto

Se trata de un producto refrigerado. Consiste en patatas frescas loncheadas en salsa blanca y recubiertas de queso rallado. Es un producto tratado por el calor y debe calentarse antes de ser consumido de acuerdo con las instrucciones establecidas. El peso del paquete es de 310 g.

3.1.2 El proceso

Las patatas de una variedad establecida se pelan por abrasión. Una vez peladas se inspeccionan y se repasan a mano, según sea necesario. Después se lonchean a máquina a un grosor establecido, por ejemplo a 2 mm. Las rodajas se conservan en cámara en una solución de sal (ClNa) al 2,5% hasta su uso. La salsa blanca se hace mezclando nata entera, almidón de maíz modificado, pimienta blanca molida y sal, por medio de un homogeneizador adecuado. Las rodajas de patata se escurren inmediatamente antes de su uso, se depositan a mano en bandejas de aluminio a las que se añade, a máquina, una cierta cantidad de salsa blanca. En cada una de las bandejas se espolvorea una cierta cantidad establecida de queso rallado. Los productos se hornean en horno de gas hasta que el centro del producto alcanza los 95°C. Una vez tratado por el calor, el producto se enfría en un túnel de enfriamiento durante 30 minutos tras su retirada del horno, hasta alcanzar los 5°C en el túnel de frío los siguientes 90 minutos. Los productos refrigerados se cubren y envasan en una caja de cartón impresa con la fecha de consumo. El producto se almacena, distribuye y expone a la

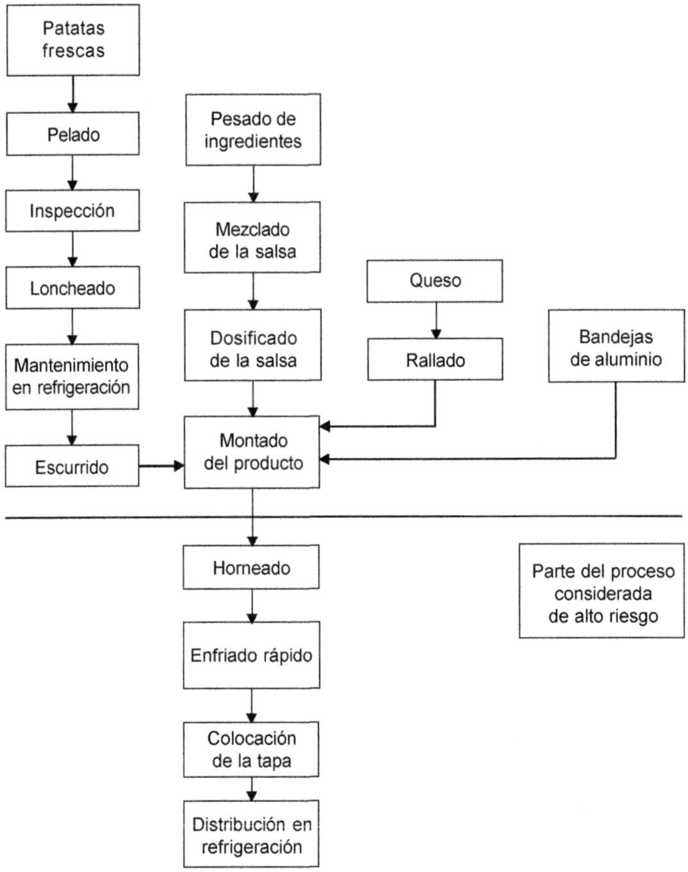

Figura 3.1 Diagrama de flujo del proceso de producción de patatas refrigeradas en rodajas con salsa blanca.

venta en refrigeración para cumplir con las normas legales pertinentes del Reino Unido, es decir, a un máximo de 8°C. En la Figura 3.1 se muestra un esquema del proceso.

3.1.3 Seguridad alimentaria

Para garantizar la seguridad del producto se realiza un estudio de Análisis de Peligros y Puntos de Control Crítico (HACCP), de acuerdo con los principios publicados por la Comisión de Higiene Alimentaria del Codex (Codex, 2009). El propósito es la identificación de los peligros físicos, químicos y microbiológicos relevantes y sus puntos de control crítico (PCC) asociados. Antes del lanzamiento del producto se repite el estudio para confirmar los PCC y los procedimientos de vigilancia y control.

Se asume que los procesos de elaboración de la empresa en cuestión se han diseñado, llevados a cabo y gestionados de acuerdo con los principios de las BPF indicados en la guía del Instituto de Tecnología y Ciencia Alimentaria (IFST, en sus siglas en inglés) (IFST, 2013), igualmente se supone que existen los programas precisos de requisitos previos y funcionan de manera eficaz (BSI, 2009).

3.1.4 Mecanismos de reducción de la vida útil

Éste es un alimento elaborado y con alto contenido de humedad. Ha sido tratado por el calor pero no es estéril. Si se contamina después del tratamiento térmico, puede provocar un crecimiento microbiano que deteriore el producto o sea capaz de producir una intoxicación alimentaria. El sistema de conservación del alimento es, básicamente, la manipulación higiénica posterior al tratamiento y el control de temperaturas desde la fábrica (empresa), a lo largo de su distribución, y hasta llegar al consumidor. Sin embargo, la cadena de frío no puede por sí misma evitar el crecimiento bacteriano, por ello el producto tendrá una vida útil microbiológica limitada, incluso a temperatura de refrigeración. Es por tanto un producto de alto riesgo. La calidad culinaria del alimento se deteriora durante el almacenamiento. Basándose en la información publicada disponible, en las experiencias propias presentes y pasadas, se identifican los siguientes posibles mecanismos por los que el alimento se puede deteriorar:

- Crecimiento bacteriano que altera el producto.
- Cambios fisicoquímicos que puedan afectar al aroma y textura del producto.

3.1.5 Establecimiento de la vida útil. Pruebas de almacenamiento

El objetivo de la investigación es la determinación de una vida útil aceptable para el producto.

Condiciones de almacenamiento

- Control: congelado a –18°C.
- Condiciones típicas: entre 0-5°C.
- Peor escenario: 8°C.

Duración del almacenamiento

- 10 días (a una temperatura entre 0° y +5°C) a partir del día del tratamiento térmico, aunque sólo se precisen 8 días.

Plan de muestreo: calendario, muestras y análisis

Se prevé evaluar el producto diariamente, un total de 11 muestreos. Los análisis para evaluar el comportamiento de los productos durante el almacenamiento son:

- Análisis microbiológicos. Se realiza el recuento de colonias de aerobios a 30°C durante 48 horas y enterobacterias (IFST, 1999). Estos análisis se realizan en las muestras de los días 0, 4, 8 y 10.
- Evaluación sensorial. Cuatro empleados de la empresa, que conocen el producto, componen el panel. Usan una escala hedónica de siete puntos (1 = completamente inaceptable, 4 = moderadamente aceptable y 7 = tan aceptable como el control) para evaluar el aspecto, aroma, textura y aceptabilidad global del producto. Así mismo, se puede utilizar otro análisis sensorial para evaluar las diferencias entre los almacenados en condiciones «típicas», los que lo han sido en el «peor escenario» y las muestras del control. Una vez identificada una diferencia estadística significativa, se puede establecer el final sensorial del producto por medio de una prueba apropiada. En condiciones ideales, se debe usar una especificación sensorial acordada con el comprador o basada en investigaciones de mercado.

El número mínimo de envases necesario para el estudio se calcula como sigue:

- Análisis microbiológicos. Debido a que se realiza el muestreo durante cuatro días y hay tres temperaturas, se necesitan 10 paquetes dado que en el día 0 no existen tres temperaturas de almacenamiento.
- Para el panel del análisis sensorial hace falta un envase, por ello para todo el periodo de almacenamiento harán falta 31 paquetes ([3 × 11] – 2).
- Por lo tanto se necesitan un total de 41 paquetes, pero es recomendable guardar más muestras para tener un margen de seguridad, por ejemplo, duplicando las muestras para el panel sensorial.

Es recomendable analizar los datos según estén disponibles y, si es adecuado, representarlos en una gráfica para resaltar cualquier tendencia o anomalía. También, en algún momento, se deben realizar pruebas con productos envasados en el envase secundario utilizado en la producción habitual.

3.1.6 Predicción de la vida útil

Si se conoce el pH y el contenido de sal (% p/v) del producto, se puede estimar la estabilidad microbiológica del producto usando, por ejemplo, el servicio *Forecast* (Predicción en español) ofrecido por Campden BRI. Conociendo el recuento de enterobacterias en el día 0, por ejemplo 100 UFC/g, se puede modelar el número de días necesarios para alcanzar un nivel de 10^4 UFC/g a una temperatura dada, 8°C por ejemplo (Gilbert *et al.*, 2000). Dado que se trata de un producto tratado por el calor y con varios componentes, es muy recomendable contar con la ayuda de un microbiólogo con experiencia para que valore la predicción de vida útil microbiológica y la interpretación de los resultados.

3.1.7 Comprobación de la vida útil asignada. El enfoque del HACCP

En la realización de un análisis basado en los principios del HACCP, son esenciales los siguientes elementos:

- Identificación de los peligros más relevantes: en este caso un peligro consiste en la capacidad potencial de reducir la vida útil.
- Establecimiento de los puntos de control crítico (PCC), sus límites críticos y sus procedimientos de vigilancia.

En este ejemplo, los peligros más relevantes son:

- Crecimiento bacteriano.
- Deterioro del aroma y textura.

Los siguientes son ejemplos de PCC:

- El suministro de patatas. Las patatas deben comprarse cumpliendo una especificación apropiada y de una variedad establecida. En cada partida se deben tomar muestras para realizar pruebas con el tratamiento térmico. Se debe especificar el tiempo máximo y las condiciones de almacenamiento antes de su uso. Deben implantarse procedimientos y sistemas de registro apropiados para gestionar este PCC.

- El grosor de las rodajas de patata. Esto se debe controlar y vigilar porque afecta a la calidad y vida útil del producto. Se puede diseñar una plantilla adecuada para calibrar el grosor de, por ejemplo, diez rodajas.
- El tratamiento térmico. La combinación de tiempo y temperatura del proceso debe ser controlada y vigilada. Además, se debe medir la temperatura en el centro del producto para comprobar que alcanza los 95°C.
- El proceso de enfriado. Este proceso debe ser controlado y vigilado para garantizar que la espera antes del enfriado no supera los 30 minutos y que todos los productos alcanzan los 5°C en 90 minutos. Debe diseñarse un registro adecuado para este PCC.

Existe disponible más información sobre la vida útil de los alimentos refrigerados (Betts *et al.*, 2004; Man, 2008).

3.2 Caso práctico 2. Patatas fritas para aperitivo

3.2.1 El producto

Se trata de patatas fritas con sal y con corte liso, envasadas en bolsas metalizadas de película de polipropileno orientado (OPP, en sus siglas en inglés) e impresas. El peso declarado de la bolsa es de 50 g.

3.2.2 El proceso

Las patatas de una variedad establecida se pelan por abrasión. Una vez peladas se inspeccionan y se repasan a mano en caso necesario. Después se lonchean a máquina a un grosor establecido, por ejemplo a 1,5 mm. Las rodajas de patata se lavan para eliminar el almidón superficial y se dejan escurrir hasta secarse. Luego se fríen por inmersión a 180°C durante 2,5 minutos. Las patatas fritas se escurren para eliminar el aceite sobrante, se les añade sal y se envasan en las bolsas de película de OPP que ya llevan impresa la fecha de consumo preferente. En la Figura 3.2 se muestra un diagrama del proceso.

3.2.3 Seguridad alimentaria

Para garantizar la seguridad del producto, se realiza un estudio HACCP de acuerdo con los principios publicados por la Comisión de Higiene Alimentaria del Codex (2009). El propósito es identificar los peligros físicos, químicos y microbiológicos relevantes y sus puntos de control críticos asociados (PCC). El estudio se repite antes del lanzamiento del producto para confirmar los PCC y los procedimientos de vigilancia y control.

Se asume que los procesos de elaboración de la empresa productora se han diseñado, llevado a cabo y gestionado de acuerdo con los principios de las BPF indicados en la guía del IFST (IFST, 2013).

A lo largo de los últimos años, ha aumentado la atención prestada a la seguridad química de las grasas y aceites utilizados en la fritura. El Séptimo Simposio Internacional sobre Fritura en Grasa por Inmersión (*Deep-Fat Frying*), celebrado en San Francisco (EE.UU.) en 2013, recomendó la determinación mediante técnicas reconocidas de los compuestos polares totales (CPT) y de los triglicéridos poliméricos (TP), dado que son

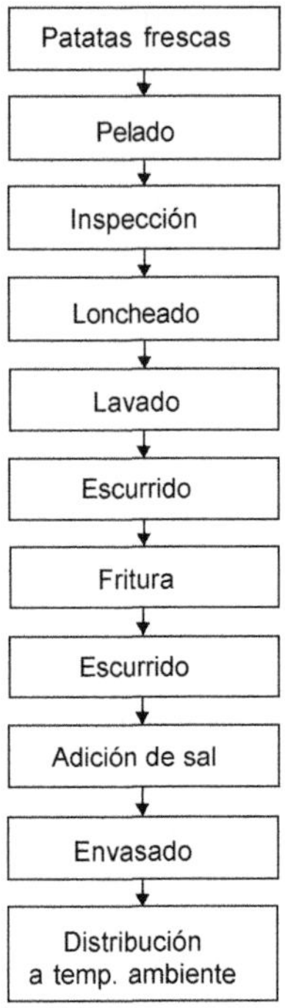

Figura 3.2 Diagrama de flujo del proceso de producción de patatas fritas saladas.

los mejores indicadores del estado de los aceites usados (Euro Fed Lipid, 2013). Desde hace algún tiempo, se considera que se deben desechar los aceites de fritura con un contenido superior al 27% de CPT. Diversos países europeos entre los que están Bélgica, Francia e Italia han establecido un contenido máximo de CPT del 25% (Farhoosh y Tavassoli-Kafrani, 2011). Investigaciones recientes que han confirmado la presencia de diferentes aldehídos, algunos de ellos con capacidad citotóxica y genotóxica, han aumentado la preocupación sobre la seguridad química de los aceites de fritura usados, demandando más investigación sobre la materia (Guillén y Uriarte, 2012a, b).

Aunque actualmente no existen controles oficiales de acrilamidas en productos como las patatas fritas saladas en la UE (Busk, 2010), los elaboradores de estos productos deberían utilizar recursos como «FoodDrinkEurope Acrylamide Toolbox», una herramienta útil y continuamente actualizada.

3.2.4 Mecanismos de reducción de la vida útil

Es un producto con un contenido en humedad menor del 1% y un contenido en aceite, después de la fritura, del 30%. Dada que la a_w es menor que 0,6 (ver Tabla 2.6), son improbables las alteraciones debidas a cambios microbiológicos. Basándose en la información publicada disponible, las experiencias propias presentes y pasadas, los posibles mecanismos por los que el alimento se puede deteriorar son identificados como los siguientes:

- Rancidez oxidativa.
- Humedecimiento.

3.2.5 Establecimiento de la vida útil. Pruebas de almacenamiento

El objetivo de la investigación es establecer una vida útil aceptable para el producto.

Condiciones de almacenamiento

- Control: congelado a –18°C.
- Condiciones típicas: a 20°C, 55%, es decir, temperatura ambiental.
- Peor escenario: 25°C, 75%, es decir, en condiciones templadas.

Duración del almacenamiento

- 8 semanas, almacenadas en un lugar fresco y seco. El cliente sólo precisa 6 semanas.

Plan de muestreo: calendario, muestras y análisis

Se planea evaluar el producto semanalmente por lo que se tomarán muestras para realizar diferentes pruebas en las semanas 0, 1, 2, 3, 4, 5, 6, 7 y 8.

Las pruebas realizadas para evaluar el comportamiento del producto durante el almacenamiento son:

- Determinación del índice de peróxidos (IP) del aceite extraído. Este índice es un buen indicador de la evolución de la rancidez oxidativa.
- Pesado de los paquetes. El aumento de peso es un indicador de la humedad que ha ido adquiriendo el producto.
- Evaluación sensorial. Seis empleados de la empresa que conocen el producto componen el panel. Usan una escala hedónica de siete puntos (1 = completamente inaceptable, 4 = moderadamente aceptable y 7 = tan aceptable como el control) para evaluar el aspecto, aroma, textura y aceptabilidad global del producto. Así mismo, se puede utilizar otro análisis sensorial, a intervalos establecidos, para evaluar las diferencias durante el almacenamiento en condiciones «típicas», en el «peor escenario» y las muestras del control. Una vez identificada una diferencia significativa, se puede establecer el final sensorial del producto por medio de una prueba apropiada. Además, se pueden tomar submuestras de las almacenadas en «condiciones típicas» a intervalos predeterminados pero menos frecuentes, mientras están a temperatura ambiente para luego congelarlas y de ese modo parar los cambios de su calidad sensorial. De esa manera, se pueden obtener muestras con diferente edad «ambiental». Por medio de los resultados de su análisis descriptivo cuantitativo (QDA, en sus siglas en inglés) se puede perfilar el producto para vigilar los cambios de sus características a lo largo del tiempo. En condiciones ideales, se debe usar una especificación sensorial acordada con el comprador o basada en investigaciones de mercado.

A continuación se calcula el número mínimo necesario de paquetes:

- El pesado y determinación del IP se realizan en las mismas muestras duplicadas. Dado que hay 9 muestreos y tres temperaturas de almacenamiento, se necesitan 50 paquetes, ya que en la semana 0 no hay tres temperaturas de almacenamiento.
- Se necesita un paquete para el panel sensorial, por lo que harán falta 25 paquetes durante el periodo de almacenamiento completo. Asumiendo que se congelarán submuestras almacenadas en condiciones «típicas» en las semanas 0, 2, 4, 6 y 8 para realizar el QDA, se precisarán 5 paquetes más.
- Por lo tanto, como mínimo, se necesitan 80 paquetes, pero es recomendable guardar más muestras para tener un margen de seguridad, por ejemplo, duplicando las muestras para el panel sensorial.

Todas las muestras se pesan y etiquetan antes de ser almacenadas. Es recomendable analizar los datos según estén disponibles y, si es adecuado, representarlos en una gráfica para resaltar cualquier tendencia o anomalía. También, en algún momento durante el almacenamiento, se deben realizar pruebas con productos envasados en el envase secundario utilizado en la producción habitual.

3.2.6 Asegurar la vida útil asignada. El enfoque del HACCP

En la realización de un análisis basado en los principios del HACCP, son esenciales los siguientes elementos:

- Identificación de los peligros más relevantes: en este caso un peligro consiste en la capacidad potencial de reducir la vida útil.
- Establecimiento de los puntos de control crítico (PCC), sus límites críticos y sus procedimientos de vigilancia.

En este ejemplo, los peligros más relevantes son:

- Oxidación del aceite que hará que el producto se enrancie.
- Humedecimiento del producto que hace que pierda su textura típica.

Ejemplos de PCC son:

- Suministro del aceite de fritura. El aceite debe cumplir una especificación de compra y cada partida vendrá acompañada de un certificado de análisis.
- La fritura. Existen, como mínimo, dos aspectos importantes en este proceso. La combinación tiempo y temperatura (180°C durante 2,5 minutos) del proceso debe ser controlada. Dado que se sabe que la pérdida de calidad del aceite de freír, usado de modo continuado, contribuye a la pérdida de calidad de las patatas fritas, se debe controlar y vigilar la calidad del aceite de freír. Esto se puede hacer midiendo el contenido en CPT/TP del aceite de fritura, o midiendo su viscosidad diariamente o a intervalos adecuados.
- Manipulación después de la fritura. Después de freír las patatas tienen un contenido en humedad muy bajo. Se debe controlar y vigilar la duración del periodo de tiempo entre el final de la fritura y el envasado para evitar que las patatas adquieran más humedad de la necesaria. La duración de ese periodo de tiempo debe ser especificada. De hecho, esto se puede vigilar mediante el uso de registros de producción en los que se registra la hora en la que terminó la fritura de cada lote y la hora en la que empezó su envasado.
- La integridad del cierre del paquete. Si el sellado del paquete es defectuoso, todos los esfuerzos realizados para producir patatas fritas de buena calidad se habrán ido por la borda. Será preciso muestrear los paquetes cerrados para comprobar la integridad del cierre, teniendo en cuenta el volumen de producción.

3.3 Caso práctico 3. Refresco carbonatado

3.3.1 El producto

Se trata de un refresco carbonatado, con aroma de limón y listo para su consumo, envasado en botella flexible resistente a la radiación UV de tereftalato de polietileno (PET, en sus siglas en inglés), con etiqueta plástica preimpresa y coloreada. El volumen declarado es de 380 ml.

3.3.2 El proceso

En función de la calidad del suministro de agua, la misma se trata previamente (por ej., filtra, descalcifica, desinfecta, etc.) y desgasifica (este paso facilita las operaciones de carbonatación y llenado, mejorando la calidad de la bebida). Se pesan y mezclan en un tanque los ingredientes del jarabe, acidulantes (como ácido cítrico y ácido láctico), sirope de glucosa-fructosa, un conservante (como el sorbato potásico), un antioxidante (como el ácido ascórbico), un estabilizante (como la goma arábica) y un colorante (como un betacaroteno). A continuación se pasa por un intercambiador de calor para una pasterización rápida, 85-95°C durante 30-60 s, para mejorar la estabilidad microbiológica de la bebida. Antes de la operación de llenado, se combinan en las proporciones correctas, el jarabe, el agua y el dióxido de carbono. Inmediatamente antes del llenado, se inyecta a la dosis especificada en el flujo del producto, dimetil dicarbonato (DMDC (E242)), con contenido máximo legal de 250 mg l^{-1}. Este producto se vende con el nombre comercial de Velcorin® y se utiliza como «esterilizante en frío». DMDC destruye microbios mediante la inactivación de sus enzimas; se hidroliza rápidamente para dar metanol y CO_2. Normalmente, se le añade carbónico hasta 2-2,5 volúmenes de CO_2 (Hargitt, 2006) mediante un carbonatador con sistema de refrigeración. Se sellan las botellas llenas, se etiquetan con la etiqueta preimpresa, se agrupan y se empacan para su distribución. En la Figura 3.3 se muestra un diagrama de flujo resumido del proceso de su producción.

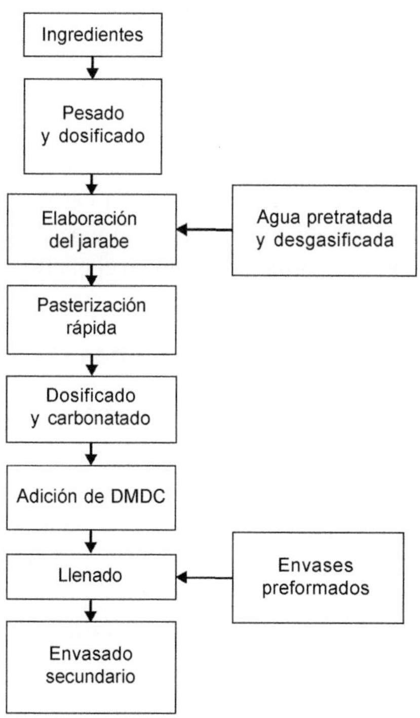

Figura 3.3 Diagrama de flujo de la elaboración de un refresco carbonatado.

3.3.3 Seguridad alimentaria

Para garantizar la seguridad del producto, se realiza un estudio HACCP de acuerdo con los principios publicados por la Comisión de Higiene Alimentaria del Codex (2009), que es un requisito legal en la UE y Reino Unido desde 2006. Su propósito es identificar los peligros químicos, físicos y microbiológicos relevantes y los PCC asociados a ellos. El estudio se repite antes del lanzamiento del producto para confirmar los PCC y los procedimientos de vigilancia y control. Además de los peligros para la seguridad alimentaria identificados y a consecuencia de la realización del estudio HACCP, se plantea incluir un mensaje voluntario de aviso en la etiqueta, relacionado con el hecho de que se trata de un producto carbonatado vendido en un envase presurizado.

Se considera que los procesos de elaboración de la empresa en cuestión han sido diseñados, realizados y gestionados de acuerdo con los principios de la BPF indicados en la guía IFST (IFST, 2013). Estos principios son equivalentes a los incluidos en las normas, voluntarias para el comercio, sobre sistemas de gestión de la calidad, como por ejemplo, la Norma Global para la Seguridad Alimentaria del BRC.

3.3.4 Mecanismos de pérdida de la vida útil

A pesar de no ser un producto estéril, los casos de enfermedad causada por el consumo de refrescos carbonatados son muy escasos, a pesar de que no es raro el deterioro de los mismos por razones microbiológicas. Dada la formulación del producto, sólidos solubles, acidulantes y conservantes, su proceso de elaboración y envasado, pasterización rápida y carbonatado e información disponible (Varnam y Sutherland, 1994; Wareing y Davenport, 2005), se identifican los siguientes posibles mecanismos de deterioro de su vida útil:

- Deterioro microbiológico (Wareing y Davenport, 2005).
- Transferencia física de CO_2 que hace que se pierda carbonatación (Syrett, 2006).
- Cambios fisicoquímicos que lleven a una alteración y pérdida del aroma y/o separación de los componentes oleosos y se forme un anillo en el cuello del envase (Ashurst, 2011).

3.3.5 Establecimiento de la vida útil. Pruebas de almacenamiento

El objetivo de la investigación es el establecimiento de una vida útil aceptable para la bebida.

Condiciones de almacenamiento
- Control: refrigerado a 4°C (Arshurst y Hargitt, 2009).
- Condiciones típicas: a 20°C, es decir, a temperatura ambiente, expuesto permanentemente a luces fluorescentes, que simulan la naturaleza e intensidad de la luz en supermercados (el uso de etiquetas coloreadas aumenta la protección contra la luz).
- Peor escenario: 35°C, incluyendo la exposición a la luz si es preciso (Ashurst, 2011).

Duración del almacenamiento
- Siete meses a temperatura ambiente, almacenado en un ambiente seco y fresco. El cliente sólo precisa seis meses.

Plan de muestreo: calendario, muestras y análisis

Se realiza el plan para evaluar la bebida a temperatura ambiente en intervalos de dos meses, por lo que se tomarán muestras para su análisis en los meses 0, 2, 4, 6 y 7. Los productos almacenados a temperatura elevada se evaluarán semanalmente hasta las seis semanas.

Los análisis realizados para evaluar el comportamiento de la bebida son los siguientes:

- Análisis microbiológicos. Se incluyen las técnicas de recuento en placa y la filtración por membrana. Además se debe vigilar la presencia de signos de fermentación dado que las levaduras son los microorganismos más relevantes en este tipo de productos. Si se trata de un producto enteramente novedoso, deberían realizarse análisis microbiológicos de prueba para detectar microorganismos alterantes bien conocidos, como *Zigosaccharomyces bailii* y *Alicyclobacillus acidoterrestris* (Ashurst y Hargitt, 2009), por medio de protocolos aceptados (Betts, 2010).
- Medición del grado de carbonatación. La carbonatación da a la bebida su efervescencia y su nivel afecta al aroma del producto. Se mide por «volúmenes» o g l^{-1} a temperatura conocida. Existen diferentes métodos para medir el grado de carbonatación, como en analizador de dióxido de carbono de Corning que utiliza la conductancia del gas CO_2 para su determinación, el método manométrico para la cerveza de la Asociación de Analistas Químicos Oficiales (AOAC, en sus siglas en inglés) y el procedimiento manométrico más sencillo realizado por medio del analizado de CO_2 de Zahm (Ashurst y Hargitt, 2009).
- Evaluación sensorial. Seis empleados de la empresa que conocen el producto componen el panel. Usan una escala hedónica de siete puntos (1 = completamente inaceptable, 4 = moderadamente aceptable y 7 = tan aceptable como el control) para evaluar el aroma, cuerpo y presencia en boca, y aceptación global del producto. Así mismo, se puede utilizar otro análisis sensorial a intervalos establecidos, para evaluar las diferencias durante el almacenamiento en condiciones «típicas», en el «peor escenario» y las muestras del control. Una vez identificada una diferencia significativa, se puede establecer el final sensorial del producto por medio de una prueba hedónica apropiada. En condiciones ideales, se debe usar una especificación sensorial acordada con el comprador o basada en investigaciones de mercado.

El número mínimo de envases precisos se calcula del siguiente modo:

- Se precisa una botella para el análisis microbiológico, por ejemplo para determinar levaduras o análisis de prueba si es necesario, otra botella para la medición del grado de carbonatación y otra más para el análisis sensorial. Dado que son 5 las ocasiones en las que se tomarán muestras para el control y almacenamiento a temperatura ambiente, y 7 para el almacenamiento en el peor escenario, se necesitarán 45 botellas (la semana/mes 0 no tiene tres muestras a diferentes temperaturas).
- Siempre es aconsejable guardar más muestras para tener un margen de seguridad, por ejemplo doblando el número de muestras almacenadas a temperatura ambiente.

Se inspeccionan y etiquetan todas las muestras antes de su almacenamiento. Es recomendable analizar los datos según estén disponibles y, si es adecuado, representarlos en una gráfica para resaltar cualquier tendencia o anomalía. También, en algún momento durante el almacenamiento, se deben realizar pruebas con productos envasados en el envase secundario utilizado en la producción habitual.

3.3.6 Asegurar la vida útil asignada. El enfoque del HACCP

En cualquier análisis basado en los principios del HACCP, es esencial lo siguiente:

- Identificación de los peligros más importantes; en este caso, un peligro es el potencial para reducir la vida útil.
- Determinación de los PCC y establecimiento de sus límites críticos y de sus procedimientos de vigilancia.

En este caso práctico, los peligros más importantes son los siguientes:

- Alteración microbiológica, fermentación o deterioro microbiológico.
- Pérdida de carbonatación por almacenamiento inadecuado o cerrado deficiente.
- Problemas de sabor o aroma, pérdida de aroma, desarrollo de aromas extraños, etc.

Son ejemplos de PCC los siguientes:

- Tratamiento previo del agua. El agua constituye el 90% de un típico refresco. La calidad del agua utilizada debe cumplir con los estándares de la empresa y las evaluaciones rutinarias deben confirmar que su tratamiento ha sido eficaz y no ha afectado a la calidad en la misma (Tatlock, 2006). Con menor frecuencia, pero basándose en una evaluación de riesgos, se deben realizar otros análisis, por ejemplo, de metales pesados y contaminantes ambientales (como hidrocarburos poliaromáticos), que pueden ser carcinógenos.
- Preparación del jarabe. Ingredientes específicos del jarabe se deben aceptar tras la recepción de certificados de análisis o de conformidad, de acuerdo con las condiciones de compra con los proveedores aprobados. El jarabe se debe elaborar de acuerdo a una receta acordada y su composición se debe confirmar mediante la vigilancia regular de este PCC.
- Proceso de pasterización. Como mínimo son dos los aspectos de esta etapa. Se debe controlar la combinación tiempo y temperatura del proceso, los límites habituales son 85-95°C durante 30-60 s. Una pasterización eficaz minimiza el riesgo de alteración microbiana. Igualmente, la pasterización a una temperatura y tiempo adecuados es importante para la estabilidad física del producto, dado que temperaturas demasiado altas o tratamientos térmicos demasiado largos, o ambos, pueden hacer que se descomponga la emulsión y se produzca un anillo oleoso.
- Carbonatación. Son muchos los factores que afectan a la pérdida de carbonatación. Ya que el PET no es una barrera perfecta de gases, puede salir CO_2 a través de su estructura. Además, cuanto más pequeña sea la botella, mayor será la pérdida de gas debido a la relación entre la superficie de contacto de la botella y el volumen de líquido contenido. Por ello, la mayoría de las embotelladoras incrementan el nivel de carbonatación durante la producción, en unos 0,5 volúmenes. En la típica botella de PET de 250 ml es esperable una pérdida del 15-16% de carbonatación en las primeras seis semanas (Syrett, 2006). Se comprueba el nivel de carbonatación de las muestras embotelladas como parte de los procedimientos de vigilancia de este PCC.

- Cierre de las botellas. Se puede estropear todo el trabajo realizado en la elaboración de una bebida con una calidad determinada si el tapón precintado está contaminado o es defectuoso. Algunos elaboradores utilizan radiación ultravioleta para esterilizar el tapón; en este caso debe vigilarse la eficacia del tratamiento. En función de la producción se deben muestrear las botellas llenas regularmente y evaluar la integridad del cierre, ya que es crítico para la vida útil del producto y para la seguridad del consumidor.

3.4 Caso práctico 4. Salsa vegetal

3.4.1 El producto

Se trata de una salsa de rábanos con nata, envasada en tarro de cristal y almacenada a temperatura ambiente. El volumen declarado del envase es de 250 ml.

3.4.2 El proceso

Los ingredientes de la salsa son rábano (combinación de rábano fresco, en copos y en polvo), vinagre de malta, jarabe de azúcar (60%), aceite vegetal, nata doble, sal, leche en polvo desnatada, ácido acético, huevo deshidratado pasterizado, estabilizantes (goma guar y goma xantana), mostaza en polvo y aceite de mostaza. La producción se realiza por lotes. Se añaden cantidades medidas de jarabe de azúcar y aceite vegetal en la mezcladora para, a continuación, añadir el ácido acético, la nata doble y el aceite de mostaza. Se añade al tanque de mezclado una mezcla con las cantidades correctas del polvo de rábano, sal, leche en polvo desnatada, huevo deshidratado pasterizado, estabilizantes (goma guar y goma xantana) y mostaza en polvo. Se mezclan estos ingredientes durante un tiempo establecido, añadiéndose a continuación la cantidad precisa de vinagre de malta. Se pesan el rábano fresco y en escamas y se añaden manualmente. Todos los ingredientes se mezclan durante un tiempo especificado y se toma una muestra para un análisis de su composición, por ejemplo para determinar su acidez y contenido en sal. Una vez que el laboratorio da vía libre, se bombea la mezcla al tanque de almacenamiento o directamente a la línea de llenado. Se llenan los tarros que pasan por el detector de metales y se cierran. Tras este paso, se pone el código al tarro y un precinto transparente a la tapa. Finalmente, se etiquetan los tarros, agrupan y embalan en el envase secundario para su distribución. En la Figura 3.4 se muestra un diagrama de la elaboración de la salsa de rábanos con nata.

3.4.3 Seguridad alimentaria

Para garantizar la seguridad del producto, se realiza un estudio HACCP de acuerdo con los principios publicados por la Comisión de Higiene Alimentaria del Codex (2009), que es un requisito legal en la UE y Reino Unido desde 2006. Su propósito es identificar los peligros químicos, físicos y microbiológicos relevantes y los PCC asociados a ellos. El estudio se repite antes del lanzamiento del producto para confirmar los PCC y los procedimientos de vigilancia y control.

Se considera que los procesos de elaboración de la empresa en cuestión han sido diseñados, realizados y gestionados de acuerdo con los principios de las BPF indicados en la guía IFST (IFST, 2013). Estos principios son equivalentes a los incluidos en las normas,

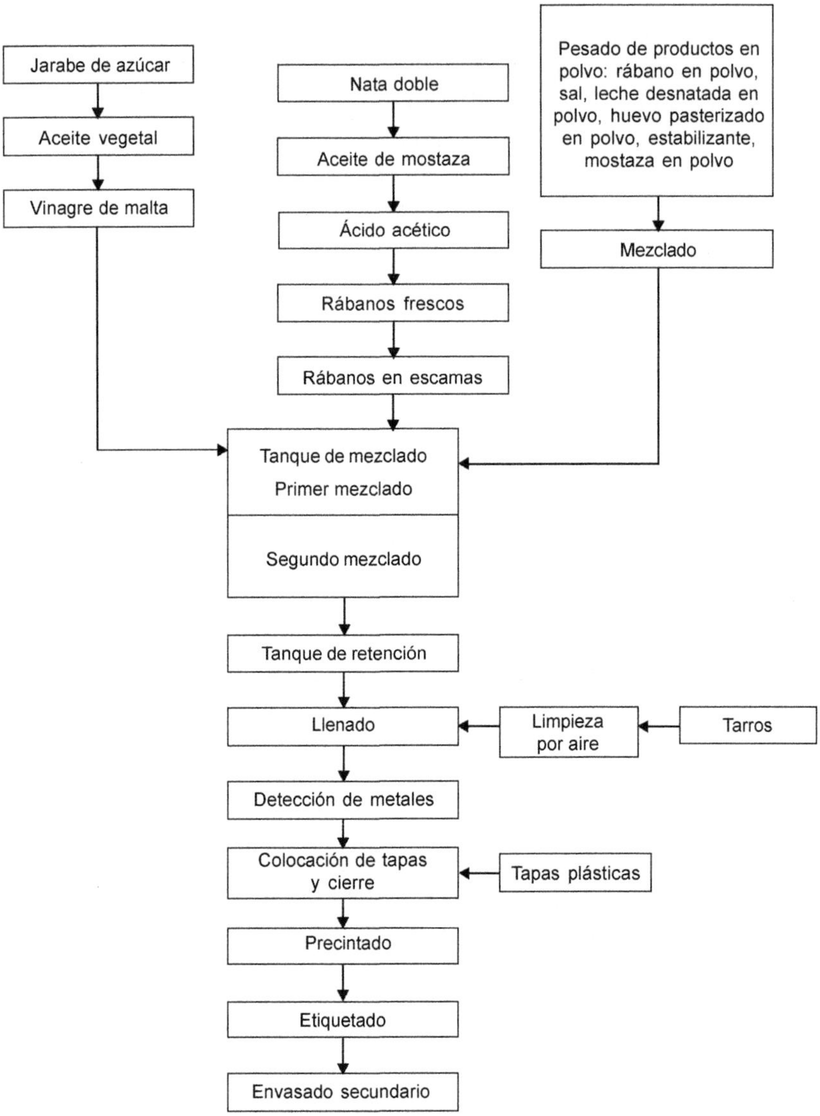

Figura 3.4 Diagrama de flujo de la elaboración de salsa de rábanos con nata.

voluntarias para el comercio, sobre sistemas de gestión de la calidad, como por ejemplo la Norma Global para la Seguridad Alimentaria del BRC.

3.4.4 Mecanismos de reducción de la vida útil

Este producto se conserva principalmente por la presencia del ácido acético y no se trata por el calor. Es una salsa que se conserva por medio de su formulación. Para conseguir un producto con una vida útil de como mínimo 10 meses a temperatura ambiente (ya sea requerida por el productor o especificada por el cliente), tiene que cumplir el Código del CIMSCEE (*Comité des Industries des Mayonnaises et Sauces Condimentaires de la Communauté Economique Européene* (Comité de las Empresas de Mayonesas y Salsas de Condimento de la Comunidad Europea)) (CIMSCEE, 1992). Basándose en la información publicada disponible, las experiencias propias presentes y pasadas, los posibles mecanismos por los que el alimento se puede deteriorar, son identificados como los siguientes:

- Cambios microbiológicos.
- Cambios fisicoquímicos que hacen perder «potencia» y sabor y/o decoloración.

3.4.5 Establecimiento de la vida útil. Pruebas de almacenamiento

El objetivo de la investigación es el establecimiento de una vida útil aceptable para la bebida.

Condiciones de almacenamiento

- Control: refrigerado a 4°C.
- Condiciones típicas: a 20°C, 55%, es decir, a temperatura ambiente.
- Peor escenario: 35°C, 75%, es decir, a temperatura moderada.

Duración del almacenamiento

- Once meses a temperatura ambiente. El cliente sólo precisa 10 meses.

Plan de muestreo: calendario, muestras y análisis

El plan evalúa el producto mensualmente por lo que se tomarán muestras para diferentes análisis en los meses 0, 1, 2, 3, 4, 5, 6, 7, 8, 9, 10 y 11.

Los análisis a realizar para evaluar el comportamiento del producto son los siguientes:

- Predicción de la estabilidad y seguridad microbiológicas mediante el Código del CIMSCEE. En el Apéndice B se muestra un ejemplo publicado (Jones, 2000a), que muestra cómo se puede utilizar el Código. La estabilidad intrínseca de la salsa se explica por el hecho de que el alilo isocianato, producido cuando se machaca el rábano, tiene propiedades bactericidas y también es el responsable de su sabor picante.
- Evaluación sensorial. Una vez garantizada la estabilidad y seguridad microbiológicas, se pueden realizar las pruebas de almacenamiento. Seis empleados de la empresa, que conocen el producto, componen el panel. Se identifican las características más importantes de la salsa como la intensidad del «ardor» (picante), color, aroma y viscosidad. Usan una escala hedónica de diez puntos (1 = sin ardor, completamente inaceptable, 5 = ardor medio, moderadamente aceptable y 10 = ardor intenso, tan aceptable como el control) para evaluar el nivel de «ardor». Así mismo, se puede utilizar otro análisis sensorial, a intervalos establecidos, para evaluar las diferencias durante el almacenamiento en condiciones «típicas», en el «peor escenario» y las muestras del control. Una vez identificada una diferencia significativa, se puede establecer el final sensorial del producto por medio de una prueba hedónica apropiada. En condiciones ideales, se debe usar una especificación sensorial acordada con el comprador o basada en investigaciones de mercado.

El número mínimo de envases necesarios se calcula del siguiente modo:

- Hacen falta un mínimo de seis tarros de salsa para realizar el análisis de prueba.
- A lo largo del almacenamiento durante seis meses, se realizarán 12 muestreos a 3 temperaturas de almacenamiento, 4, 20 y 35°C. Como mínimo, se necesita un tarro de

cada temperatura diferente para cada muestreo. Por tanto, hacen falta 34 tarros (por ej., 1 + (11 × 3)) para la evaluación sensorial.

- Como mínimo serán precisos 40 tarros, pero es aconsejable guardar más muestras para tener un margen de seguridad, por ejemplo, doblando el número de muestras almacenadas para el panel sensorial.

Se inspeccionan y etiquetan todas las muestras antes de su almacenamiento. Es recomendable analizar los datos según estén disponibles y, si es adecuado, representarlos en una gráfica para resaltar cualquier tendencia o anomalía. También, en algún momento durante el almacenamiento, se deben realizar pruebas con productos envasados en el envase secundario utilizado en la producción habitual.

3.4.6 Asegurar la vida útil asignada. El enfoque del HACCP

En cualquier análisis basado en los principios del HACCP, es esencial lo siguiente:

- Identificación de los peligros más importantes; en este caso, un peligro es el potencial de hacer que se reduzca la vida útil.
- Determinación de los PCC y establecimiento de sus límites críticos y de sus procedimientos de vigilancia.

En este caso práctico, los peligros más importantes son los siguientes:

- Peligros microbiológicos, que puedan hacer peligrosa la salsa o alterarla.
- Peligros fisicoquímicos, que provoquen una pérdida de «ardor» y aroma, y/o cambios en su color y viscosidad.

Son ejemplos de PCC los siguientes:

- Suministro de diferentes presentaciones de rábanos. En la formulación se utiliza una combinación de presentaciones como copos, rábano en polvo y rábano fresco. Dado que la estabilidad microbiológica y el «ardor» de la salsa dependen de la calidad de esos diferentes productos, éstos deben proceder de proveedores aprobados con especificaciones aprobadas.
- Producción de la salsa. Se trata de un producto que se conserva gracias a su formulación y que cumple con el Código del CIMSCEE. Por tanto, se debe vigilar la composición de la salsa mediante un plan HACCP validado para asegurar la estabilidad y seguridad microbiológica del producto final.
- «Edad» de la salsa en el momento del llenado y envasado. En condiciones ideales la salsa se envasa justo tras su elaboración, para inmediatamente cerrar y embalar los tarros. En la práctica, puede que tengan lugar problemas que interrumpan o retrasen el proceso de producción y puedan afectar a la seguridad y calidad del producto. Se debe establecer y respetar el tiempo máximo de retención de la salsa. Si antes de su envasado el producto es retenido por cualquier causa, hay que vigilar y registrar el tiempo de espera y realizar acciones correctoras si se supera el límite de tiempo.
- Integridad del cierre. Todo el trabajo efectuado para la elaboración de una salsa con una calidad establecida puede tirarse por la borda si el cierre es defectuoso. En función de la producción, se deben muestrear regularmente los tarros cerrados y evaluar la integridad tanto del cierre como de su precinto.

3.5 Caso práctico 5. Bizcocho horneado y congelado

3.5.1 El producto

El producto es un bizcocho esponjoso de nata congelado. Se envasa en film de polipropileno y se embala en cajas de cartón impresas. El producto es un bizcocho dorado con nata y mermelada de frambuesa en su interior. El peso neto del producto es de 260 g.

3.5.2 El proceso

Una vez pesados los ingredientes, harina de trigo, azúcares, huevo líquido pasterizado, margarina, leche entera en polvo, levadura, agua y colorantes, se mezclan a alta velocidad y se les inyecta aire para formar una masa esponjosa. La masa se deposita volumétricamente en moldes preengrasados. A continuación se introducen esos moldes llenos en un horno de gas. Después del horneado se enfrían las bases, se separan de los moldes y se cortan horizontalmente. En la mitad inferior se depositan la mermelada y la nata batida, para seguidamente colocar la mitad superior. Una vez montado el bizcocho relleno se congela rápidamente, se envasan, embalan y se imprime la fecha de consumo preferente. En la Figura 3.5 se muestra un diagrama del proceso.

3.5.3 Seguridad alimentaria

Para garantizar la seguridad del producto, se realiza un estudio HACCP de acuerdo con los principios publicados por la Comisión de Higiene Alimentaria del Codex (Codex, 2009). El propósito es identificar los peligros físicos, químicos y microbiológicos relevantes y sus puntos de control crítico asociados (PCC). El estudio se repite antes del lanzamiento del producto para confirmar los PCC y los procedimientos de vigilancia y control.

Se asume que los procesos de elaboración de la empresa en cuestión se han diseñado, llevado a cabo y gestionado de acuerdo con los principios de las BPF indicados en la guía del IFST (IFST, 2013).

3.5.4 Mecanismos de reducción de la vida útil

Después de congelar y durante el almacenamiento en congelación, el crecimiento microbiano o está muy disminuido, o completamente parado. Aunque la congelación y el almacenamiento en congelación no se pueden considerar procesos que eliminen las bacterias, la alteración microbiana de productos congelados es poco habitual, en la medida en la que producto haya sido elaborado higiénicamente y de acuerdo con los principios de las BPF. En este ejemplo, es muy importante tener en cuenta que el relleno de nata es un componente de alto riesgo y puede ser peligroso si no se manipula correctamente. A pesar del almacenamiento en congelación, los mecanismos de deterioro probables identificados son:

- Cambios físicos como redistribución de la humedad, migraciones e intercambios entre los diferentes componentes, masa, nata y mermelada.
- Cambios fisicoquímicos como el desecado de la masa esponjosa.

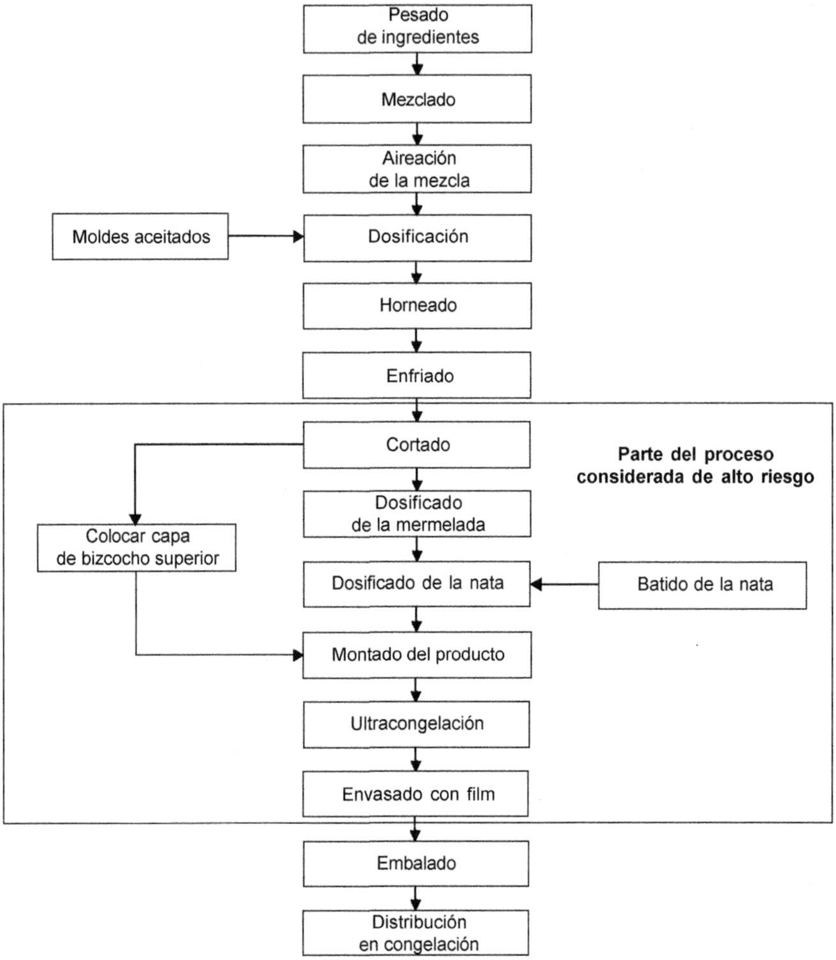

Figura 3.5 Diagrama de flujo del proceso de producción de pastel esponjoso relleno de nata y mermelada.

3.5.5 Establecimiento de la vida útil. Pruebas de almacenamiento

El objetivo de la investigación es establecer una vida útil aceptable del producto.

Condiciones de almacenamiento

- Control: congelado a –30°C.
- Condiciones típicas: a –18°C (congelador o compartimento de congelación de tres estrellas).

Peor escenario o acelerado

- –12°C (compartimento de congelación de dos estrellas).
- –6°C (compartimento de congelación de una estrella).
- –2 a 0°C (compartimento de hacer hielo del refrigerador).

Duración del almacenamiento

- 18 meses (para ser mantenido a –18°C y no ser recongelado después de descongelar); el cliente sólo precisa 12 meses.

Plan de muestreo: calendario, muestras y análisis

El plan trata de evaluar el producto bimestralmente, por lo que se tomarán muestras para realizar las diferentes pruebas en los meses 0, 2, 4, 6, 8, 10, 12, 14, 16 y 18, en el caso de las muestras de control y en condiciones típicas. Además, se tomarán muestras de las almacenadas para su valoración a los 3 días, 1 semana y 1 mes de almacenamiento en el compartimento del hielo, compartimento de una estrella y compartimento de dos estrellas respectivamente.

Las pruebas utilizadas para valorar el comportamiento del producto durante el almacenamiento son:

- Pesado de los productos fuera del envase para vigilar la pérdida de humedad; esto se puede hacer justo antes del análisis sensorial.
- Evaluación sensorial. Cinco empleados de la empresa que conocen el producto componen el panel sensorial. Usan una escala hedónica de siete puntos (1 = completamente inaceptable, 4 = moderadamente aceptable y 7 = tan aceptable como el control) para evaluar el aspecto, aroma, textura, aceptabilidad global y estabilidad del producto en la descongelación. Así mismo, se puede utilizar otro análisis sensorial para evaluar las diferencias entre los almacenados en condiciones «típicas», los que lo han sido en el «peor escenario» y las muestras del control. Una vez identificada una diferencia significativa, se puede establecer el final sensorial del producto por medio de una prueba apropiada. En condiciones ideales, se debe usar una especificación sensorial acordada con el comprador o basada en investigaciones de mercado.

A continuación se calcula el número mínimo de paquetes necesario:

- Se necesita un paquete del grupo de control y condiciones típicas para el panel sensorial, o sea, hacen falta 19 paquetes a lo largo de los 18 meses de almacenamiento.
- Se necesitan tres paquetes de cada grupo del «peor escenario» para el panel, o sea, hacen falta nueve paquetes.
- Hacen falta, por tanto, un total de 28 paquetes, pero es recomendable guardar más muestras para tener un margen de seguridad, por ejemplo duplicando las muestras para el panel sensorial.

Todas las muestras control y en condiciones típicas se pesan y etiquetan antes de ser almacenadas. Es recomendable analizar los datos según estén disponibles y, si es adecuado, representarlos en una gráfica para resaltar cualquier tendencia o anomalía. También, en algún momento, se deben realizar pruebas con productos envasados en el envase secundario utilizado en la producción habitual.

3.5.6 Asegurar la vida útil asignada. El enfoque del HACCP

En la realización de un análisis basado en los principios del HACCP, son esenciales los siguientes elementos:

- Identificación de los peligros más relevantes; en este caso un peligro consiste en la capacidad potencial de reducir la vida útil.
- Establecimiento de los puntos de control crítico (PCC), sus límites críticos y sus procedimientos de vigilancia.

En este ejemplo, los peligros más relevantes son:

- Desecado de la masa esponjosa, percibida como un aumento de dureza y sequedad.
- Deterioro físico como pérdida de humedad, migración del color de la mermelada a la masa y nata.

Son ejemplos de PCC:

- La integridad del cierre del paquete. Si el sellado del paquete es defectuoso, todos los esfuerzos realizados para producir un producto de buena calidad se habrán tirado por la borda, especialmente después de un periodo de almacenamiento prolongado. En función del volumen de producción, es preciso muestrear los paquetes cerrados para comprobar la integridad del cierre.
- La cadena de frío. Dado que la estabilidad del producto depende del mantenimiento de la cadena de frío, debe vigilarse regularmente la temperatura del producto a lo largo de la distribución y proceso de producción, para identificar y evitar cualquier fallo. En el Reino Unido, a la hora de establecer el sistema de vigilancia, se deben tener en cuenta las Normas de Productos Ultracongelados (*Quick-frozen (England) Foodstuffs Regulations,* SI 2007 n.º 191; TSO, 2007), que incluyen nuevas normas junto con otras ya conocidas como las siguientes:

    1. Todos los instrumentos utilizados para la vigilancia de la temperatura durante el transporte, almacenamiento y distribución de alimentos ultracongelados, deberán cumplir las normas europeas (EN12830, EN13485 y EN13486) a partir del 1 de enero de 2010. Por otro lado, las empresas deberán disponer de la documentación adecuada que demuestre que cumplen con las normas europeas.
    2. La temperatura de la estabilización térmica debe ser de –18°C o menor. Esa temperatura se debe mantener constantemente durante el transporte (inclusive el local), salvo durante cortos periodos de tiempo en los que podría subir hasta –15°C o en los expositores de venta en los que podría alcanzar los –12°C.

3.6 Resumen

A continuación se citan una serie de aspectos clave:

- La clasificación habitual de los alimentos «de corta, media o larga vida útil» es arbitraria.
- En el Reino Unido, desde el punto de vista legal y del etiquetado, existen dos tipos básicos de categorías, una la de «consumir antes de» y la otra la de «consumir preferentemente antes de».
- La manera más habitual y directa de calcular la vida útil de un producto es la realización de pruebas de almacenamiento en condiciones establecidas, planificadas y realizadas cuidadosamente.

- La determinación de la vida útil debe tener en cuenta todas las etapas de la elaboración de un alimento.
- Hay que tener en cuenta la información y los datos disponibles sobre las materias primas utilizadas, composición y formulación del producto, estructura del producto, técnicas de elaboración, envase utilizado, higiene ambiental, almacenamiento y modo de distribución, y la manipulación y utilización por el consumidor, junto con lo relativo a los requisitos legales de aplicación.
- Sólo cuando se ha tenido en cuenta todo lo anterior se puede determinar la vida útil correctamente.
- Los principios del HACCP son igualmente aplicables para la detección de los peligros que reducen la vida útil y la gestión de los PCC asociados a ellos.

Epílogo

Todo lo relacionado con la vida útil resulta complejo pero fascinante. La determinación de la vida útil debe ser una tarea multidisciplinar. Los dos componentes fundamentales de una vida útil aceptable son asegurar la seguridad alimentaria y la calidad especificada. Sin embargo, todo lo relacionado con la seguridad alimentaria debe ir por delante de los aspectos referentes a la calidad. El almacenamiento de muestras en condiciones establecidas sigue siendo la manera más habitual de calcular la vida útil de los alimentos. Es fundamental conocer los mecanismos responsables del deterioro de los alimentos y de los factores que le afectan tanto para establecer la vida útil de un producto, como para intentar ampliarla. Hoy en día hay disponibles herramientas modernas, fundamentalmente modelos predictivos para calcular la estabilidad y seguridad microbiológicas. Además, en los últimos años ha aumentado el desarrollo de nuevos modelos y la mejora de los existentes. A largo plazo, es de esperar que la extensión del uso de modelos predictivos aumente la confianza en la vida útil microbiológica de los alimentos, estimule el uso de la microbiología predictiva y reduzca los costes de los métodos tradicionales de calcular la vida útil que necesitan de tantos recursos.

Un libro de este tamaño no puede plantearse cubrir con todo lujo de detalles todos los elementos que influyen en la vida útil. Dada la respuesta que tuvo la primera edición, es esperable que esta segunda edición siga siendo útil para la consecución de un propósito: hacer que los estudiantes, noveles y expertos, de las materias relacionadas con los alimentos piensen más sobre el asunto, quieran aprender más sobre el establecimiento de la vida útil y deseen mejorar los procedimientos y métodos existentes, elevando así los estándares de calidad y seguridad de nuestros alimentos y bebidas.

La información en la que se basa la vida útil es enorme, incluida en muchas revistas, publicaciones de congresos, libros y capítulos de libros. Los que se citan a continuación son algunos de los títulos que los lectores pueden encontrar útiles:

Shelf Life Dating of Foods
(Estableciendo la vida útil de los alimentos) (Labuza, 1982)

Publicado en 1982, se puede decir que es el primer libro importante relacionado con la vida útil. Tiene 22 capítulos que cubren aspectos como: Sistemas de conservación de los alimentos y mecanismos de degradación, investigación científica de la vida útil, la vida útil de los cereales de desayuno, la vida útil de los productos de pastelería, la vida útil de los productos deshidratados, la vida útil de los productos congelados, etc.

Shelf Life of Foods – Guidelines for its Determination and Prediction (Vida útil de los alimentos: Guías para su determinación y predicción) (IFST, 1993)

Es una publicación del IFST del Reino Unido. Fue escrita con el patrocinio del IFST y por miembros de un grupo de trabajo del mismo. El propósito de la publicación es ser de utilidad práctica a los responsables de las empresas de toda la cadena alimentaria sobre lo relacionado con la vida útil. Explica también los factores que afectan a la vida útil de los alimentos y los mecanismos por los que se deterioran los alimentos, que conforman ambos, la base de los principios científicos esenciales para evaluar la vida útil. El libro termina con un listado de referencias.

Shelf Life Studies of Foods and Beverages – Chemical, Physical and Nutritional Aspects (Estudios de vida útil de alimentos y bebidas: Aspectos químicos, físicos y nutritivos) (Charalambous, 1993)

Es un gran libro de referencia (1.204 páginas) que tiene 40 capítulos elaborados por 89 autores. Cubre desde la vida útil de productos (como la carne, pescado, frutas, vegetales, etc.) hasta la de los alimentos elaborados (como pasteles, extrusionados, pan) y la de las bebidas (como té, café, vino). Es una actualización de otro libro publicado siete años antes, por el mismo editor y autores. Como es de esperar, la bibliografía es muy extensa.

Food Shelf Life Stability – Chemical, Biochemical, and Microbiological Changes (Estabilidad de la vida útil de los alimentos: Cambios químicos, bioquímicos y microbiológicos) (Eskin & Robinson, 2000)

Los editores declaran que «la estabilidad de la vida útil de los alimentos procesados o sin procesar es una medida del tiempo en el que el alimento mantendrá su calidad óptima» y hacen de los «factores que determinan la estabilidad de la vida útil y del modo en que se pueden utilizar para aumentarla», el núcleo de este libro de referencia con múltiples autores. El libro se divide en tres secciones diferenciadas que tratan de los factores físicos (Sección I), los químicos (Sección II) y los bioquímicos (Sección III). La Sección I comprende cuatro capítulos que abarcan la «Actividad de agua y la plastificación» (Capítulo 1), los «Efectos mecánicos y térmicos en la vida útil de frutas y verduras» (Capítulo 2), la «Irradiación» (Capítulo 3) y las «Consideraciones sobre el envasado» (Capítulo 4). Igualmente, la Sección II incluye cuatro capítulos, denominados «Almacenamiento en atmósfera modificada y controlada» (Capítulo 5), «Antioxidantes y vida útil de los alimentos» (Capítulo 6), «Estabilizantes y emulsionantes de alimentos» (Capítulo 7) y «Efectos del dióxido de azufre en la calidad de los alimentos» (Capítulo 8). La Sección III es la última del libro, dividida en dos capítulos titulados «El efecto de las enzimas oxidativas en los alimentos» (Capítulo 9) y «Biotecnología para mejorar la vida útil y calidad de los alimentos» (Capítulo 10).

Shelf Life Evaluation of Foods
(Evaluación de la vida útil de los alimentos) (Man & Jones, 2000)

Es un libro de referencia, ahora en su segunda edición, elaborado por muchos autores y que se concentra en la vida útil de los alimentos, aunque los aspectos que cubre también pueden ser aplicados, en muchos casos, a las bebidas. Está dividido en dos partes, la primera, con seis capítulos, revisa los principios de la evaluación de la vida útil. La segunda parte, con diez capítulos, ilustra en la práctica la evaluación de la vida útil por medio de una serie de grupos de alimentos seleccionados: Yogur refrigerado y otros postres lácteos; pescado fresco; pasteles estables a temperatura ambiente; patatas fritas y otros aperitivos; chocolates; cereales de desayuno; alimentos elaborados en envases distintos a las latas; salsas y encurtidos estables a temperatura ambiente; alimentos congelados y mínimamente elaborados; alimentos listos para comer y productos cárnicos estables a temperatura ambiente.

The Stability and Shelf Life of Food
(La estabilidad y vida útil de los alimentos)
(Kilcast & Subramaniam, 2000)

Es un libro elaborado por varios autores y editado por dos científicos del Instituto Británico Leatherhead Food Research Association. Tras la introducción, el libro se divide en dos partes. La Parte 1 tiene cinco capítulos que tratan del modo de analizar y predecir la vida útil. La Parte 2 consta de siete capítulos con casos prácticos que incluyen: «Predicción de las características del envase para mejorar la vida útil», «Productos *sous vide*» (bajo vacío), «Leche y productos lácteos», «Productos de pastelería», «Frutas y vegetales», «Grasa y aceites» y «Salsas y condimentos».

Freshness and Shel Life of Foods
(Frescura y vida útil de los alimentos) (Cadwallader & Weenen, 2003)

Es una publicación de la Asociación de Químicos Americanos (ACS, en sus siglas en inglés), que consiste en el registro de lo expuesto en el congreso de la ACS, en Chicago, Illinois, en 2001, «Frescura y vida útil de los alimentos». El libro está dividido en cuatro secciones: «Introducción y aspectos generales» (4 capítulos), «Aroma» (11 capítulos),

«Textura» (4 capítulos) y «Métodos para mejorar la frescura y la vía útil» (2 capítulos). Todos los capítulos son revisiones o investigaciones originales sobre la materia.

Evaluation of Product Shelf Life for Chilled Foods (Evaluación de la vida útil de los productos refrigerados) (Betts *et al.*, 2004)

Campden BRI lleva mucho tiempo proporcionando ayuda para la evaluación de la vida útil de los alimentos refrigerados. La primera guía que publicaron fue su Manual Técnico Nº 28, publicado en 1990, por el Grupo de Trabajo sobre Vida Útil del Panel de Alimentos Refrigerados de la Asociación, que fue revisado parcialmente en 1997. Este último documento fue escrito para proporcionar a las empresas alimentarias un marco de referencia para establecer la vida útil de los productos refrigerados. Por tanto, la guía está organizada alrededor de una serie de diagramas de flujo para la evaluación de la vida útil, desde el estudio de pilotaje inicial, pasando por la preproducción, hasta la producción a escala industrial. Incluye información adicional sobre los valores de referencia del crecimiento microbiano, los factores que afectan a la vida útil, los modelos predictivos para la estimación de la vida útil microbiológica, etc., lo que convierte a esta guía en un recurso fundamental para las empresas que precisan de una referencia exhaustiva sobre la evaluación de la vida útil en los alimentos refrigerados.

Understanding and Measuring the Shelf Life (Comprender y medir la vida útil) (Steele, 2004)

Se trata de un trabajo de referencia de varios autores dividido en dos partes, cada una con ocho capítulos. En la Parte I se examinan los factores que afectan a la vida útil y a la alteración alimentaria. Esta parte incluye capítulos con los tipos de alteraciones alimentarias más importantes, el papel de la humedad y de la temperatura, los factores genéticos y fisiológicos que afectan al color y firmeza, las levaduras causantes de alteraciones, la reacción de Maillard y los factores que facilitan la oxidación lipídica. La Parte II se dedica a los mejores métodos para medir la vida útil y la alteración de los alimentos, con capítulos dedicados al modelado de las alteraciones alimentarias, la medición y modelado de la transmisión del calor a través del vidrio, la detección de levaduras alterantes, la medición de la oxidación lipídica y su influencia en la vida útil de la carne, el diseño y validación de las pruebas de vida útil y el uso de pruebas aceleradas de determinación de la vida útil.

Sensory Shelf Life Estimation of Food Products (Estimación de la vida útil sensorial de los productos alimentarios) (Hough, 2010)

A diferencia de otros libros de referencia en la materia, este libro acerca el foco a la vida útil sensorial. Es el fruto de un proyecto de cuatro años sobre esa materia que comenzó en el

2000 y que fue financiado por Ciencia y Tecnología para el Desarrollo (Programa Iberoamericano para la Ciencia, Tecnología y Desarrollo (CYTED)), Madrid, España. El Capítulo 1, «Introducción» comienza con la definición de la vida útil sensorial y de su importancia, para seguir con una revisión de varios libros sobre la materia. En el Capítulo 2 se proporciona un resumen conciso de los principios de la evaluación sensorial. El diseño de experimentos sobre la vida útil sensorial se expone en el Capítulo 3. Los Capítulos 4 y 5 cubren en detalle la aplicación de la técnica estadística del análisis de supervivencia a la vida útil sensorial, metodología que fue básicamente desarrollada durante los cuatro años del proyecto de investigación. En los casos en los que es difícil la aplicación del análisis de supervivencia, en el Capítulo 6, se muestra un enfoque alternativo basado en la metodología del punto de corte (COP de *cut-off point*). El almacenamiento acelerado es el tema del Capítulo 7. El Capítulo 8 y último tiene como título «Otras aplicaciones del análisis de supervivencia para la calidad alimentaria».

Food Packaging and Shelf Life – A Practical Guide (El envasado de alimentos y la vida útil: Guía práctica) (Robertson, 2010)

No es necesario resaltar la importancia del envasado de los alimentos para su vida útil, ya que es parte de la cadena de suministros actual. Este libro de referencia con varios autores pretende proporcionar a los desarrolladores de envases la información que necesitan para producir el mínimo envase protector que mantenga la calidad del alimento y maximizar la vida útil. Tiene 20 capítulos escritos por 32 autores. Los Capítulos del 1 al 4 tratan del «Envasado de alimentos y la vida útil», la «Calidad de los alimentos y los índices de errores», «Análisis de datos y metodología de análisis de la vida útil» y «Envasado y la vida útil microbiológica de los alimentos». Por otro lado, los Capítulos 5-18 cubren el «Envasado y la vida útil de diferentes productos alimentarios», como la leche y productos lácteos, agua, zumos de frutas y bebidas carbonatadas, café, cerveza y vino, carnes frescas y de ave, pescado, frutas y vegetales, aceites vegetales, y cereales y aperitivos. El Capítulo 19 se titula «Los bioenvases y la vida útil de los alimentos» y el 20 «Los envases activos y la vida útil de los alimentos».

Food and Beverage Stability and Shelf Life (Vida útil y estabilidad de alimentos y bebidas) (Kilcast & Subramaniam, 2011)

Se trata de un libro de referencia elaborado por los mismos científicos de la Asociación de Investigación Alimentaria de Leatherhead del Reino Unido, que editaron un trabajo anterior, de título similar, en el 2000. Sin embargo, este último es mucho más ambicioso con tres partes y 29 capítulos. Está destinado a empresas que tengan dificultades a la hora de asegurarse que sus alimentos y bebidas permanezcan estables durante su vida útil, intenta ser una guía completa para conocer los factores que influyen en la estabilidad, los métodos de evaluación de la estabilidad y de la vida útil, y la estabilidad y vida útil de los productos más importantes. En la Parte I se describen los procesos más importantes del deterioro de la calidad de alimentos y bebidas, incluyendo el deterioro microbiológico, la alteración química y la inestabilidad física. Esta parte también habla sobre la influencia en la estabilidad y vida útil de los ingredientes, humedad, infestación por insectos, elaboración, envasado y almacenamiento, distribución, exposición y manipulación por los consumidores. En la Parte II se habla de los métodos de evaluación de la estabilidad y vida útil, incluyendo las pruebas de almacenamiento, métodos rápidos, evaluación sensorial, métodos instrumentales, análisis de pruebas microbiológicas y modelado de la vida útil microbiológica, y deterioro físico y químico de los alimentos y bebidas. La Parte III revisa la estabilidad y vida útil de un amplio muestrario de productos, entre los que se incluyen la cerveza, vino, zumos de frutas y refrescos, derivados del café, frutas y vegetales, pan y productos de panadería, grasas y aceites, productos de pastelería, alimentos vitaminados, leche y productos lácteos, pescado, carne y carne de ave.

Shelf Life Assessment of Food (Valoración de la vida útil de los alimentos) (Nicoli, 2012)

Es un libro de referencia con varios autores editado por Maria Cristina Nicoli de la Universidad de Udine, Italia. La editora afirma que la mayoría de los estudios de vida útil son en realidad estudios de estabilidad ya que no hacen demasiados esfuerzos, en la práctica, para determinar los límites de la aceptabilidad de los alimentos y combinarlos con los datos del deterioro de los alimentos durante el almacenamiento, para calcular el tiempo que les queda, es decir, su vida útil. Por ello, el objetivo principal era la creación de un libro de referencia para los gestores de las industrias alimentarias, consultores y personal de agencias gubernamentales que trabajan en el ámbito de la valoración de la vida útil y del aseguramiento de la calidad. El libro pretende ofrecer una visión integrada de la valoración de la vida útil de los alimentos, incluyendo las definiciones, conceptos básicos y aspectos legales de la vida útil (Capítulo 1); el proceso de valoración de la vida útil (Capítulo 2); los métodos de determinación de los límites de aceptabilidad (Capítulo 3); los indicadores críticos de la valoración de la vida útil (Capítulo 4); el modelado de la vida útil por medio de indicadores químicos, físicos y sensoriales (Capítulo 5); el modelado de la vida útil por medio de indicadores microbiológicos (Capítulo 6); el modelado de la vida útil por medio de metodologías de análisis de supervivencia (Capítulo 7) y las interacciones entre alimento y envase en el modelado de la vida útil (Capítulo 8). El Capítulo 9 y último contiene una serie de casos prácticos que tratan alimentos como rodajas frescas de manzana, zumos de frutas, masa congelada de pasta, palitos de queso, gambas congeladas y refrescos de frutas no carbonatados. Dado que varios capítulos tratan de modelos matemáticos, su lectura precisa de conocimientos básicos de matemáticas y estadística. Por ello, su editora considera que el libro se puede utilizar como libro de estudio para maestrías y cursos de doctorado de ciencia alimentaria y tecnología e ingeniería alimentarias. También va dirigido a científicos alimentarios que quieran mejorar sus conocimientos sobre la evaluación de la vida útil y trata igualmente de estimular el debate y la investigación en este ámbito tan debatido.

Los lectores que quieran conocer más sobre la «microbiología predictiva» encontrarán muy interesante las siguientes referencias.

Predictive Microbiology: Theory and Application (Microbiologia predictiva: Teoría y práctica) (McMeekin *et al.*, 1993)

Es el primer libro relevante en este ámbito. Tiene 10 capítulos. Entre los temas que trata están «Métodos y conceptos básicos», «Modelado de los efectos de la temperatura», «Modelado de los efectos combinados de la temperatura», «Actividad de agua y otros factores en el ritmo de crecimiento microbiano», «Integración electrónica de la función temperatura» y más. Es un libro excelente y se ha convertido en una referencia para los microbiólogos y «modeladores» alimentarios que trabajan en microbiología predictiva alimentaria.

Modeling Microbial Response in Food (Modelado de las respuestas microbianas en los alimentos) (McKellar & Lu, 2003b)

Escrito tras el éxito de la monografía de McMeekin sobre microbiología predictiva, tiene como propósito servir de manual para las personas no familiarizadas con la materia. El libro ha sido editado por Robin McKellar y Lu Xuewen de la Universidad de Guelph y de la Universidad de Calgary, ambas en Canadá, respectivamente. Consta de 12 capítulos escritos por un equipo internacional de expertos de Australia, Bélgica, Canadá, Dinamarca, Francia, Estados Unidos y Reino Unido. Los Capítulos del 1 al 3, titulados «Diseño experimental y recogida de datos», «Modelos primarios» y «Modelos secundarios» respectivamente, tienen como objetivo proporcionar la información necesaria para que el lector pueda comenzar a desarrollar sus propios modelos. El resto de capítulos tratan de temas más complejos como el ajuste de los modelos y la incertidumbre (Capítulo 4), el desafío de los alimentos y el medio (Capítulo 5), los programas informáticos (Capítulo 6), la evaluación cuantitativa de riesgos (Capítulo 8), etc. El libro finaliza con «Un ensayo sobre el desconocido potencial de la microbiología predictiva» (Capítulo 12) del catedrático Tom McMeekin del Instituto de Agricultura de Tasmania, Australia.

Modelling Microorganisms in Food (Modelado de microorganismos en los alimentos) (Brul *et al.*, 2007)

Es un importante libro de referencia editado por el profesor Stanley Brul, la doctora Suzanne van Gerwen y el catedrático Marcel Zwietering de Holanda. Tras la introducción (Capítulo 1), el libro se divide en dos partes: La Parte 1, con seis capítulos, se centra en la construcción de modelos de microbiología predictiva y la Parte 2, con otros seis capítulos, trata de los nuevos enfoques del modelado microbiológico en áreas específicas de la microbiología predictiva. El propósito del libro es proporcionar a los lectores información actual sobre los avances de la microbiología predictiva y dar pistas sobre el futuro del modelado de microorganismos en los alimentos, mostrando el camino tanto para las investigaciones actuales como para las futuras.

Apéndice A

El modelo de Arrhenius

Salvo contadas excepciones, la velocidad de una reacción química crece, a menudo drásticamente, con el aumento de la temperatura. La relación entre la constante de la velocidad k y la temperatura fue inicialmente propuesta por Svante Arrhenius en 1889:

$$\mathrm{k} = \mathrm{A}\exp\left(-\frac{E_\mathrm{a}}{\mathrm{R}T}\right)$$

donde A, una constante independiente de la temperatura, se llama factor de frecuencia o factor pre-exponencial; E_a es la energía de activación (J $\mathrm{mol^{-1}}$); R es la constante universal de los gases (0,001987 kcal $\mathrm{mol^{-1}\,K^{-1}}$ o 8,314 J $\mathrm{mol^{-1}\,K^{-1}}$) y T es la temperatura absoluta en grados Kelvin. Si se convierte esta relación a su forma logarítmica, se obtiene lo siguiente:

$$\log_{10}\mathrm{k} = \log_{10}\mathrm{A} = \frac{E_\mathrm{a}}{2{,}303\mathrm{R}T}$$

o

$$\ln\mathrm{k} = \ln\mathrm{A} - \frac{E_\mathrm{a}}{\mathrm{R}T}$$

En teoría, si representamos ln k con el recíproco de la temperatura absoluta se debería obtener una línea recta, siendo su inclinación la energía de activación dividida por la constante de gas (E_a/R). Las gráficas de k con $1/T$ se llaman gráficas de Arrhenius. Muchas reacciones cumplen con el modelo de Arrhenius, es decir, sus gráficas son una línea recta. Por tanto, estudiando la reacción y midiendo k a dos o tres temperaturas diferentes, se puede extrapolar lo que pasará a una temperatura inferior y predecir la velocidad a esa temperatura. Ésta es la base del ASLT a temperaturas elevadas. Usando datos experimentales obtenidos en estudios por Bell & Labuza (1994), Taoukis *et al.* (1997) demostraron que la degradación del aspartano cumple el modelo de Arrhenius en un producto lácteo con pH 6,67.

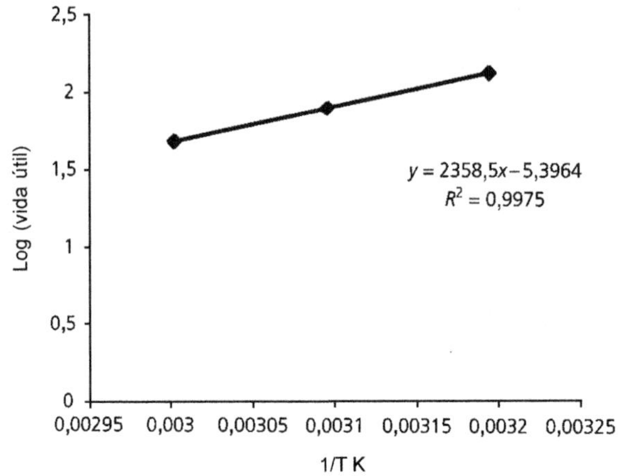

Figura A.1 Modelo de Arrhenius para cacahuetes cubiertos con WPI desnaturalizada y vitamina E. Adaptado de Lee *et al.* (2003).

En el estudio de caducidad, otro parámetro utilizado a menudo para describir la relación entre temperatura y velocidad de reacción es el factor Q_{10}, que se define como:

$$Q_{10} = \frac{\text{Velocidad a temperatura } (T + 10)°\text{C}}{\text{Velocidad a temperatura } T\,°\text{C}} = \frac{\text{Caducidad a temperatura } T\,°\text{C}}{\text{Caducidad a temperatura } (T + 10)°\text{C}}$$

Basándose en las pruebas de almacenamiento de cacahuetes con cubierta proteica y sin ella a 40°, 50° y 60°C durante 31 semanas, Lee *et al.* (2003) fueron capaces de desarrollar un modelo de Arrhenius que era adecuado para todas las muestras, con un R^2 por encima de 0,99, que adjudicaba una vida útil a 25°C de 329,6 días. La Figura A.1 muestra la gráfica de la vida útil (log (vida útil) *vs* 1/*T*K) y la ecuación para los cacahuetes cubiertos con proteína desnaturalizada y purificada de suero (WPI, en sus siglas en inglés) con vitamina E. Este modelo debía ser validado mediante la determinación de las pruebas de vida útil de muestras de cacahuetes a temperatura ambiente.

Se puede encontrar más información sobre la cinética de Arrhenius y el ASLT en Labuza y Riboh (1982), Labuza y Schmidl (1985), Mizrahi (2011) y Calligaris *et al.* (2012).

APÉNDICE B

La fórmula del CIMSCEE para la seguridad y estabilidad microbiológicas

La fórmula del CIMSCEE consiste en lo siguiente:

$$15{,}75 \times (1 - \alpha) \times (\text{ácido acético total * \%}) + 3{,}08 \times (\text{sal * \%}) + (\text{hexosa * \%}) + 0{,}5 \times (\text{disacáridos * \%}) + 40 \times (4{,}0 - \text{pH}) = \Sigma_s \qquad \text{(A.1)}$$

Para cualquier salsa basada en el ácido acético, si el valor de Σ_s supera 63, su seguridad desde el punto de vista microbiológico está garantizada.

$$15{,}75 \times (1 - \alpha) \times (\text{ácido acético total * \%}) + 3{,}08 \times (\text{sal * \%}) + (\text{hexosa * \%}) + 0{,}5 \times (\text{disacáridos * \%}) = \Sigma \qquad \text{(A.2)}$$

Para cualquier salsa basada en el ácido acético, si el valor de esta fórmula (Σ) supera 63, no debe tener problemas de deterioro causados por microbios.

* Calculado como valor en fase acuosa

$(1 - \alpha)$ es la proporción del ácido acético total que está sin disociar y tiene relación con el pH del producto y el pK del ácido acético, siendo

$$\text{pH} = \text{pK} + \log_{10}\left(\frac{a}{1-a}\right)$$

y

$$\text{pK}_{\text{ácido acético}} = 4{,}757$$

Estas fórmulas no:

- Se aplican a los encurtidos y condimentos.
- No tienen en cuenta los efectos de otros agentes antimicrobianos presentes como conservantes añadidos o antimicrobianos naturales, como los presentes en la mostaza o salsa de rábanos.
- Se aplican a salsas pasterizadas no emulsionadas.
- No tienen ninguna tolerancia para el equilibrio ácido que aparece lentamente en salsas como la tártara.

A continuación se muestra un ejemplo práctico (Jones, 2000a) que muestra los cálculos realizados mediante la fórmula del CIMSCEE para una salsa de rábanos con la siguiente composición:

Ingredientes de la salsa	% en la receta	% en la fase acuosa
Ácido acético (80%)	2,6	3,2
Hexosa (glucosa, fructosa)	0,0	0,0
Disacárido (sacarosa)	4,6	5,7
Sal	1,6	2,0
Agua	71,4 (pH = 3,5)	89,0
Total de la fase acuosa	80,2	

La seguridad intrínseca (Σ_s) y la estabilidad microbiológica (Σ) de la salsa se calculan del siguiente modo:

$$\Sigma_s = (15{,}75 \times 0{,}960) \times (3{,}2) + 3{,}08 \times (2{,}0) + (0{,}0) + 0{,}5 \times (5{,}7) + 40 \times (4{,}0 - 3{,}5) = 77{,}4$$

$$\Sigma_s = (15{,}75 \times 0{,}960) \times (3{,}2) + 3{,}08 \times (2{,}0) + (0{,}0) + 0{,}5 \times (5{,}7) = 57{,}4$$

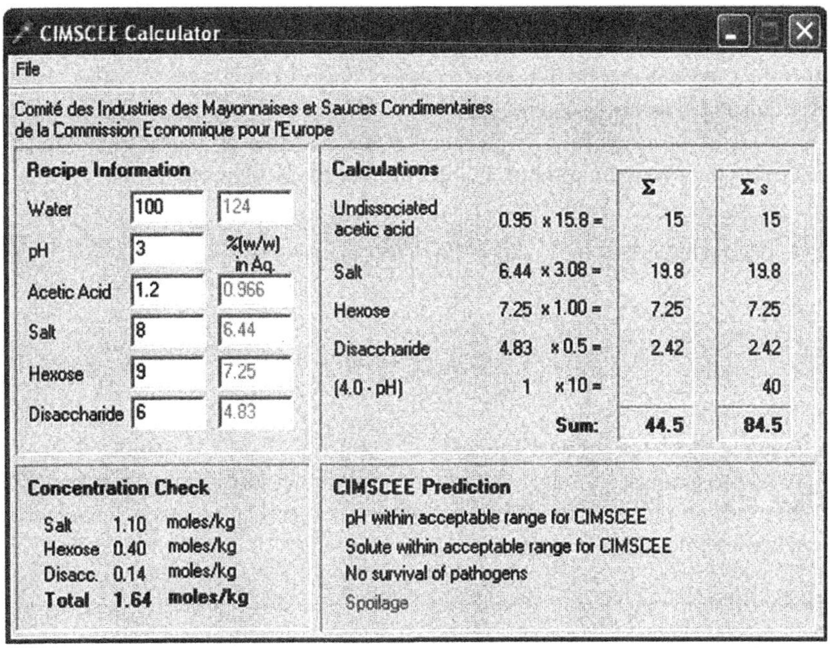

Figura B.1 Pantallazo que muestra el programa CIMSCEE Calculator. Cortesía del Catedrático Tim Brocklehurst, Institute of Food Research, Norwich, RU.

(En este caso, $(1 - \alpha) = 0{,}960$, proporcionado por el código del CIMSCEE; la constante de disociación del ácido acético es 0,948).

Por tanto, de acuerdo con el Código, la salsa es intrínsecamente segura ($\Sigma_s = 77{,}4$) pero inestable microbiológicamente ($\Sigma = 57{,}4$, es decir < 63). Por ello, debe realizarse un análisis de prueba basado en el protocolo incluido en el código del CIMSCEE, para confirmar si la salsa es microbiológicamente estable o no.

Como alternativa se puede utilizar el programa libre Calculadora CIMSCEE (Fig. B.1), desarrollado por el Instituto de Investigación Alimentaria del Reino Unido, para calcular los valores Σ_s y Σ de la salsa.

A consecuencia del Séptimo Programa Marco del Proyecto SOPHY de la UE, se ha desarrollado un modelo genérico/unificado basado en la ecuación de Ratkowsky y validado en condiciones reales de la cadena del frío que puede convertirse en una herramienta predictiva útil para una amplia variedad de alimentos emulsionados conservados con ácido acético, independientemente de sus formulaciones y procesos de elaboración (Manios *et al.*, 2014).

Referencias

Adams, A., Kitryle, V., Venskutonis, R. & De Kimpe, N. (2009) Formation and characterisation of melanoidin-like polycondensation products from amino acids and lipid oxidation products. *Food Chemistry,* **115,** 904-911.

Adams, M.R. & Moss, M.O. (2008) *Food Microbiology,* 3rd edn. The Royal Society of Chemistry, Cambridge.

Aghdam, M.S. & Bodbodak, S. (2013) Physiological and biochemical mechanisms regulating chilling tolerance in fruits and vegetables under postharvest salicylates and jasmonates treatments. *Scientia Horticulturae,* **156,** 73-85.

Aghdam, M.S., Sevillano, L., Flores, F.B. & Bodbodak, S. (2013) Heat shock proteins as biochemical markers for postharvest chilling stress in fruits and vegetables. *Scientia Horticulturae,* **160,** 54-64.

Aked, J. (2000) Fruits and vegetables. In: *The Stability and Shelf-life of Food* (eds. D. Kilcast & P. Subramaniam), pp. 249-278. Woodhead Publishing Limited, Cambridge.

Al-Sakkaf, A. (2012) Evaluation of food handling practice among New Zealanders and other developed countries as a main risk factor for campylobacteriosis rate. *Food Control,* **27,** 330-337.

Alwazeer, D., Delbeau, C., Divies, C. & Cachon, R. (2003) Use of redox potential modification by gas improves microbial quality, color retention, and ascorbic acid stability of pasteurised orange juice. *International Journal of Food Microbiology,* **89,** 21-29.

Amézquita, A., Kan-King-Yu, D. & Le Marc, Y. (2011) Modelling microbiological shelf life of foods and beverages. In: *Food and Beverage Stability and Shelf Life* (eds. D. Kilcast & P. Subramaniam), pp. 405-458. Woodhead Publishing Limited, Cambridge.

Andersen, H.J. & Rasmussen, M.A. (1992) Interactive packaging as protection against photo-degradation of the colour of pasteurised, sliced ham. *International Journal of Food Science and Technology,* **27**(1), 1-8.

Andersen, M.L. & Skibsted, L.H. (2010) Light-induced quality changes in food and beverages. In: *Chemical Deterioration and Physical Instability of Food and Beverages* (eds. Leif H. Skibsted, Jens Risbo & Mogens L. Andersen), pp. 113-139. Woodhead Publishing Limited, Cambridge.

Anón. (1995) *The FRESHLINE Guide to Modified Atmosphere Packaging (MAP).* Air Products plc, Basingstoke.

Anón. (2009) *Predictive Microbiological Models – What Are They and How Can They Be Used in the Food Industry?* Campden BRI, Gloucestershire.

Ansorena, M.R., Moreira, M.R. & Roura, S.I. (2014) Combined effect of ultrasound, mild heat shock and citric acid to retain greenness, nutritional and microbiological quality of minimally processed broccoli *(Brassica oleracea* L.): an optimisation study. *Postharvest Biology and Technology,* **94,** 1-13.

Arnoldi, A. (2002) Thermal processing and nutritional quality. In: *The Nutrition Handbook for Food Processors* (eds. C.J.K. Henry & C. Chapman), pp. 265-292. Woodhead Publishing Limited, Cambridge.

Ashurst, P. (2011) The stability and shelf life of fruit juices and soft drinks. In: *Food and Beverage Stability and Shelf Life* (eds. D. Kilcast & P. Subramaniam), pp. 571-593. Woodhead Publishing Limited, Cambridge.

Ashurst, P.R. & Hargitt, R. (2009) *Soft Drink and Fruit Juice Problems Solved.* Woodhead Publishing Limited, Cambridge.

Azevedo, I., Albano, H., Silva, J. & Teixeira, P. (2014) Food safety in the domestic environment. *Food Control,* **37,** 272-276.

Baird-Parker, A.C. & Kilsby, D.C. (1987) Principies of predictive food microbiology. *Journal of Applied Bacteriology Symposium Supplement,* **63,** 43S-49S.

Balandrán-Quintana, R.R., Mendoza-Wilson, A.M., Gardea-Béjar, A.A., Vargas-Arispuro, I. & Martínez-Téllez, M.A. (2003) Irreversibility of chilling injury in zucchini squash (*Cucurbita pepo* L.) could be a programmed event long before the visible symptoms are evident. *Biochemical and Biophysical Research Communications,* **307,** 553-557.

Baranyi, J. & Roberts, T.A. (1994) A dynamic approach to predicting bacterial growth in food. *International Journal of Food Microbiology,* **23,** 277-294.

Baranyi, J., Roberts, T.A. & McClure, P.J. (1993) A non-autonomous differential equation to model bacterial growth. *Food Microbiology,* **10,** 43-49.

Baranyi, J. & Tamplin, M.L. (2004) ComBase: a common database on microbial responses to food environments. *Journal of Food Protection,* **67,** 1967-1971.

Baron, C.P., Kjaersgard, L.V.H., Jessen, F. & Jacobsen, C. (2007) Protein and lipid oxidation during frozen storage of rainbow trout *(Oncorhynchus mykiss). Journal of Agricultural and Food Chemistry,* **55,** 8118-8125.

Baylis, C.L. (2006) Enterobacteriaceae. In: *Food Spoilage Microorganisms* (ed. C. de W. Blackburn), pp. 625-667. Woodhead Publishing Limited, Cambridge.

Bell, L.N. (1997) Maillard reaction as influenced by buffer type and concentration. *Food Chemistry,* **59**(1), 143-147.

Bell, L.N. & Labuza, T.P. (1994) Aspartame stability in commercially sterilised flavoured dairy beverages. *Journal of Dairy Science,* **77,** 34-38.

Berry-Ottaway, P. (1993) Stability of vitamins in food. In: *Technology of Vitamin in Food* (ed. P. Berry-Ottaway), pp. 90-113. Chapman & Hall, London.

Berry-Ottaway, P. (2010) Stability of vitamins during food processing and storage. In: *Chemical Deterioration and Physical Instability of Food and Beverages* (eds. Leif H. Skibsted, Jens Risbo & Mogens L. Andersen), pp. 539-560. Woodhead Publishing Limited, Cambridge.

Betts, G.D. (2010) *Challenge Testing Protocols for Assessing the Safety and Quality of Food and Drink.* Guideline No. 63, Campden BRI, Gloucestershire.

Betts, G.D., Brown, H.M. & Everis, L.K. (eds.) (2004) *Evaluation of Product Shey-Life for Chilled Foods.* Guideline No. 46, Campden and Chorleywood Food Research Association, Gloucestershire.

Betts, G.D. & Everis, L. (2000) Shelf-life determination and challenge testing. In: *Chilled Foods – A Comprehensive Guide,* 2nd edn (eds. M. Stringer & C. Dennis), pp. 259-285. Woodhead Publishing Limited, Cambridge.

Biswas, P., East, A.R., Brecht, J.K., Hewett, E.W. & Heyes, J.A. (2012) Intermittent warming during low temperature storage reduces tomato chilling injury. *Postharvest Biology and Technology,* **74,** 71-78.

Blackburn, C. de W. (2000) Modelling shelf-life. In: *The Stability and Shelf Life of Food* (eds. D. Kilcast & P. Subramaniam), pp. 55-78. Woodhead Publishing Limited, Cambridge.

Blackbum, C. de W. (ed.) (2006) *Food Spoilage Microorganisms.* Woodhead Publishing Limited, Cambridge.

Blackburn, C. de W. & McClure, P.J. (eds.) (2009) *Foodborne Pathogens: Hazards, Risk Analysis and Control,* 2nd edn. Woodhead Publishing Limited, Cambridge.

Bourlieu, C., Guillard, V., Powell, H., Vallés-Pámies, B., Guilbert, S. & Gontard, N. (2008) Modelling and control of moisture transfers in high, intermediate and low a_w composite food. *Food Chemistry,* **106,** 1350-1358.

BRC (2011) *BRC Global Standard for Food Safety,* Issue 6. TSO, London.

Brocklehurst, T. (2004) Challenge of food and the environment. In: *Modeling Microbial Responses in Food* (eds. Robin C. McKellar & Xuewen Lu), pp. 197-232. CRC Press, Boca Raton.

Brul, S., Van Gerwen, S. & Zwietering, M. (2007) *Modelling Microorganisms in Food.* Woodhead Publishing Limited, Cambridge.

BSI (1999) *BS 7908: 1999 Packaging – Temperature and Time-Temperature Indicator – Performance Specification and Reference Testing.* British Standards Institution, London.

BSI (2009) *BS EN ISO 9001:2008 Quality Management Systems – Requirements Incorporating Corrigendum July 2009.* British Standards Institution, London.

BSI (2010) *PAS 96: 2010 Defending Food and Drink – Guidance for the Deterrence, Detection and Defeat of Ideologically Motivated and Other Forms of Malicious Attack on Food and Drink and their Supply Arrangements.* British Standards Institution, London.

Buchanan, R.L. Whiting, R.C. & Damert, W.C. (1997) When is simple good enough: a comparison of the Gompertz, Baranyi and three-phase linear models for fitting bacterial growth curves. *Food Microbiology,* **14**(4), 313-326.

Bund, R.K. & Hartel, R.W. (2010) Crystallisation in foods and food quality deterioration. In: *Chemical Deterioration and Physical Instability of Food and Beverages* (eds. Leif H. Skibsted, Jens Risbo & Mogens L. Andersen), pp. 186-215. Woodhead Publishing Limited, Cambridge.

Busk, L. (2010) Acrylamide – a case study on risk analysis. *Food Control,* **21,** 1677-1682.

Cadwallader, K.R. & Weenen, H. (eds.) (2003) *Freshness and Shelf Life of Foods.* American Chemical Society, Washington, DC.

Cairns, J.A. (1974) Measurement of permeability. In: *Packaging for Climatic Protection* (eds. J.A. Cairns, C.R. Oswin & F.A. Paine), pp. 23-48. Newnes-Butterworths, London.

Cakebread, S.H. (1974) Confectionery ingredients: osmotic properties of carbohydrate solutions – XIII. *Confectionery Production,* **40**(3), 104-109.

Calligaris, S., Manzocco, L., Conte, L.S. & Nicoli, M.C. (2004) Application of a modified Arrhenius equation for the evaluation of oxidation rate of sunflower oil at subzero temperatures. *Journal of Food Science,* **69**(8), 361-366.

Calligaris, S., Manzocco, L. & Lagazio, C. (2012) Modelling shelf life using chemical, physical and sensory indicators. In: *Shelf Life Assessment of Food* (ed. M.C. Nicoli), pp. 75-126. CRC Press, Boca Raton.

Carpenter, R.P., Lyon, D.H. & Hasdell, T.A. (2000) *Guidelines for Sensory Analysis in Food Product Development and Quality Control,* 2nd edn. Aspen Publishers, Gaithersbury.

Cauvain, S. & Young, L. (2000) *Bakery Food Manufacture & Quality – Water Control and Effects.* Blackwell Science, Oxford.

Chambault, M. (2013) *A Consumer based Approach to Set, Confirm or Extend the Shelf-Life of Food Products.* R & D Report No. 347, Campden BRI, Gloucestershire.

Charalambous, G. (ed.) (1993) *Shelf Life Studies of Foods and Beverages – Chemical, Biological, Physical and Nutritional Aspects.* Elsevier Science, Amsterdam.

Chilled Food Association Ltd. (2010) *Shelf Life of Ready to Eat Food in Relation to L. monocytogenes – Guidance for Food Business Operators,* lst edn. Chilled Food Assocation Ltd., Wellingborough.

CIMSCEE (1992) *Code for the Production of Microbiologically Safe and Stable Emulsified and Non-Emulsified Sauces Containing Acetic Acid.* Comité de Industries des Mayonnaises et Sauces Condimentaires de la Communauté Economique Européenne, Brussels.

Codex Commission on Food Hygiene (2009) *Hazard Analysis and Critical Control Point (HACCP) System and Guidelines for its Application.* Annex to CAC/RCP 1-1969, in Codex Alimentarius Food Hygiene Basic Texts, 4th edn. World Health Organisation, Food and Agriculture Organisation of the United Nations, Rome *(http://www.fao.org/docrep/012/a1552e/a1552e00.htm)* (Accessed 11 November 2014).

Conti, M.E. (1998) The content of heavy metals in food packaging paper boards: an atomic absorption spectroscopy investigation. *Food Research International,* **30**(5), 343-348.

Corradini, M.G. & Peleg, M. (2006) Prediction of vitamins loss during non-isothermal heat processes and storage with non-linear kinetic models. *Trends in Food Science e Technology,* **17,** 24-34.

Corradini, M.G. & Peleg, M. (2007) Shelf-life estimation from accelerated storage data. *Trends in Food Science & Technology,* **18,** 37-47.

Coupland, J.N. & McClements, D.J. (1996) Lipid oxidation in food emulsions. *Trends in Food Science & Technology,* **7,** 83-90.

Crawford, C. (1998) *The New QUID Regulations.* Chandos Publishing, Oxford.

Cushen, M., Kerry, J., Morris, M., Cruz-Romero, M. & Cummins, E. (2012) Nanotechnologies in the food industry – recent developments, risks and regulation. *Trends in Food Science & Technology,* **24,** 30-46.

Dainelli, D., Gontard, N., Spyropoulos, D., Zondervan-van den Beuken, E. & Tobback, P. (2008) Active and intelligent food packaging: legal aspects and safety concerns. *Trends in Food Science o Technology,* **19,** S103–S112.

Dalgaard, P. (1995) Modelling of microbial activity and prediction of shelf life for packed fresh fish. *International Journal of Food Microbiology,* **26,** 305-317.

Dalgaard, P. (2000) Fresh and lightly preserved seafood. In: *Shelf-Life Evaluation of Foods,* 2nd edn (eds. C.M.D. Man & A.A. Jones), pp. 110-139. Aspen Publishers, Gaithersburg.

Dalgaard, P., Buch, P. & Silberg, S. (2002) Seafood Spoilage Predictor – development and distribution of a product specific application software. *International Journal of Food Microbiology,* **73,** 343-349.

Dalgaard, P., Mejlholm, O. & Huss, H.H. (1997) Application of an iterative approach for development of a microbial model predicting the shelf-life of packed fish. *International Journal of Food Microbiology,* **38,** 169-179.

Dantigny, P., Guilmart, A. & Bensoussan, M. (2005) Basis of predictive mycology. *International Journal of Food Microbiology,* **100,** 187-196.
Davey, K.R. (1989) A predictive model for combined temperature and water activity on microbial growth during the growth phase. *Journal of Applied Bacteriology,* **67,** 483-488.
Decker, E.A., Xiong, Y.L., Calvert, J.T., Crum, A.D. & Blanchard, S.P. (1993) Chemical, physical, and functional-properties of oxidised turkey white muscle myofibrillar proteins. *Journal of Agricultural and Food Chemistry,* **41**(2), 186-189.
DEFRA (2011) *Guidance on the Application of Date Labels to Food.* The Department for Environment, Food and Rural Affairs, London.
Delamarre, S. & Batt, C.A. (1999) The microbiology and historical safety of margarine. *Food Microbiology,* **16,** 327-333.
Del Nobile, M.A., Mensitieri, G., Nicolais, L. & Masi, P. (1997) The influence of the thermal history on the shelf life of carbonated beverages bottled in plastic containers. *Journal of Food Engineering,* **34,** 1-13.
Dens, E.J. & Van Impe, J.F. (2001) On the need for another type of predictive model in structured foods. *International Journal of Food Microbiology,* **64,** 247-260.
Dickinson, E. (1992) *An Introduction to Food Colloids.* Oxford University Press, Oxford.
Dickinson E. & Stainsby, G. (1988) Emulsion stability. In: *Advances in Food Emulsions and Foams* (eds. E. Dickinson & G. Stainsby), pp. 1-44. Elsevier Applied Science, Essex.
Dijksterhuis, J. & Samson, R.A. (2006) Zygomycetes. In: *Food Spoilage Microorganisms* (ed. C. de W. Blackburn), pp. 415-436. Woodhead Publishing Limited, Cambridge.
Doménech, E., Botella, S., Ferrús, M.A. & Escriche, I. (2013) The role of the consumer in the reduction of *Listeria monocytogenes* in lettuces by washing at home. *Food Control,* **29,** 98-102.
Downham, A. & Collins, P. (2000) Colouring our foods in the last and next millennium. *International Journal of Food Science and Technology,* **35,** 5-22.
EC (2002) Commission Regulation (EC) No 178/2002 of the European Parliament and of the Council of 28 January 2002 laying down the general principles and requirements of food law, establishing the European Food Standards Authority and laying down procedures in matters of food safety (OJ L 31/1, 1 February 2002, pp. 001-0024).
EC (2004a) Commission Regulation (EC) No 852/2004 of the European Parliament and of the Council of 29 April 2004 on the hygiene of foodstuffs (OJ L 139, 30 April 2004).
EC (2004b) Commission Regulation (EC) No 1935/2004 of the European Parliament and of the Council of 27 October 2004 on materials and articles intended to come into contact with food and repealing Directives 80/590/EEC and 89/109/EEC (OJ L 338/4, 13 November 2004).
EC (2005) Commission Regulation (EC) No 2073/2005 of 15 November 2005 on microbiological criteria for foodstuffs (OJ L338/1, 22 December 2005).
EC (2006a) Regulation (EC) No 1924/2006 of 20 December 2006 on nutrition and health claims made on foods (OJ L404/9, 30 December 2006).
EC (2006b) Commission Regulation (EC) No 1881/2006 of 19 December 2006 setting maximum levels for certain contaminants in foodstuffs (OJ L 364/5, 20 December 2006).
EC (2006c) Commission Regulation (EC) No 2023/2006 of 22 December 2006 on good manufacturing practice for materials and articles intended to come into contact with food (OJ L384/75, 29 December 2006).
EC (2008) Commission Regulation (EC) No 1333/2008 of the European Parliament and of the Council of 16 December 2008 on food additives (OJ L 354/16, 31 December 2008).
EC (2009) Commission Regulation (EC) No 450/2009 on active and intelligent materials and articles intended to come into contact with food (OJ L 135/3, 30 May 2009).
EC (201la) Commission Regulation (EU) No 1169/2011 of the European Parliament and of the Council of 25 October 2011 on the provision of food information to consumers, amending Regulations (EC) No 1924/2006 and (EC) No 1925/2006 of the European Parliament and of the Council, and repealing Commission Directive 87/250/EEC, Council Directive 90/496/ EEC, Commission Directive 1999/10/EC, Directive 2000/13/EC of the European Parliament and of the Council, Commission Directives 2002/67/EC and 2008/5/EC and Commission Regulation (EC) No 608/2004.
EC (2011b) EU Guidance to the Commission Regulation (EC) No 450/2009 of 29 May 2009 on active and intelligent materials and articles intended to come into contact with food, Version 1.0, European Commission.
EC (2012) Commission Regulation (EU) No 432/2012 of 16 May 2012 establishing a list of permitted health claims made on foods, other than those referring to the reduction of disease risk and to children's development and health (OJ L136/1, 25 May 2012).

EC (2013) *World Food Day: Commission Underlines Commitment to Reducing Food Waste in Europe.* Press Release, European Commission, Brussels.

EEC (1978) Council Directive 79/ 112/EEC on the approximation of the laws of the Member States relating to the labelling, presentation and advertising of foodstuffs for sale to the ultimate consumer (OJ No. L33 of 8 February 1979).

Eliasson, A.C. (2010) Gelatinisation and retrogradation of starch in foods and its implications for food quality. In: *Chemical Deterioration and Physical Instability of Food and Beverages* (eds. Leif H. Skibsted, Jens Risbo & Mogens L. Andersen), pp. 296-323. Woodhead Publishing Limited, Cambridge.

Ellis, M.J. & Man, C.M.D. (2000) The methodology of shelf-life determination. In: *Shelf-Life Evaluation of Foods,* 2nd edn (eds. C.M.D. Man & A.A. Jones), pp. 23-33. Aspen Publishers, Gaithersburg.

Ergönül, B. (2013) Consumer awareness and perception to food safety: a consumer analysis. *Food Control,* **32,** 461-471.

Eskin, N.A.M. & Robinson, D.S. (eds.) (2000) *Food Shelf Life Stability — Chemical, Biochemical and Microbiological Changes.* CRC Press, Boca Raton.

Euro Fed Lipid (2013) *Recommendations of the 7th International Symposium on Deep Frying,* held in 2013 in San Francisco, USA. European Federation for the Science and Technology of Lipids (http://www.eurofedlipid.org/meetings/archive/sanfrancisco2013/index.php) (Accessed 11 November 2014).

Evans, J.A. (1998) Consumer perception and practice in the handling of chiled foods. In: *Sous Vide and Cook-Chill Processing for the Food Industry* (ed. S. Ghazala), pp. 312-360. Aspen Publishers, Gaithersburg.

Evans, J.A., Stanton, J.I., Russell, S.L. & James, S.J. (1991) *Consumer Handling of Chilled Foods: A Survey of Time and Temperature Conditions.* MAFF Publications, London, p. 102.

FAO (2013) *Food Wastage Footprint — Impacts on Natural Resources.* FAO, Rome.

Farhat, I.A. (2004) Measuring and modelling the glass transition temperature. In: *Understanding and Measuring the Shelf-Life of Food* (ed. R. Steele), pp. 218-232. Woodhead Publishing Limited, Cambridge.

Farhoosh, R. & Tavassoli-Kafrani, M.H. (2011) Simultaneous monitoring of the conventional qualitative indicators during frying of sunflower oil. *Food Chemistry,* **125,** 209-213.

Firestone, D. (1993) Worldwide regulation of frying fats and oils. *Inform,* **4**(12), 1366-1371.

Fleet, G.H. (2006) *Saccharomyces* and related genera. In: *Food Spoilage Microorganisms* (ed. C. de W. Blackburn), pp. 306-335. Woodhead Publishing Limited, Cambridge.

Floros, J.D. & Gnanasekharan, V. (1993) Shelf life prediction of packaged food. In: *Shelf Life Studies of Food and Beverages – Chemical, Biological, Physical and Nutritional Aspects* (ed. G. Charalambous), pp. 1081-1118. Elsevier Science, Amsterdam.

Fogelman, E., Kaplan, A. Tanami, Z. & Ginzberg, I. (2011) Antioxidative activity associated with chilling injury tolerance of muskmelon (*Cucumis melo* L.) rind. *Scientia Horticulturae,* **128,** 267-273.

FoodDrinkEurope (2011) *Food Drink Europe Acrylamide Toolbox 2011.* FoodDrink Europe, Brussels (http://www.fooddrinkeurope.eu/uploads/publications_documents/Toolboxfinal260911.pdf) (Accessed 30 September 2013).

FSA (2008) *Principles for Preventing and Responding to Food Incidents – A Guidance Document Produced by the Food Standards Agency's Taskforce on Incidents.* Food Standards Agency, London (www. food.gov.uk/foodindustry/guidancenotes/incidentsguidance/principlesdoc) (Accessed 30 November 2013).

FSA (2009) *The Food Safety Act 1990 – A Guide for Food Businesses.* Food Standards Agency, London.

FSA (2011) *Guidelines on Approaches to the Replacement of Tartrazine, Allura Red, Ponceau 4R, Quinoline Yellow, Sunset Yellow and Carmoisine in Food and Beverages.* Food Standards Agency London.

Fu, B. & Labuza, T.P. (1993) Shelf-life prediction: theory and application. *Food Control,* **4**(3), 125-133.

Gacula, M.C. (1975) The design of experiments for shelf-life study. *Journal of Food Science,* **40,** 399-403.

Gallagher, M.J.S., Mahajan, P.V. & Yan, Z. (2011) Modelling chemical and physical deterioration of foods and beverages. In: *Food and Beverage Stability and Shelf Life* (eds. D. Kilcast & P. Subramaniam), pp. 459-481. Woodhead Publishing Limited, Cambridge.

George, R.M. & Shaw, R. (1992) *A Food Industry Specification for Defining the Technical Standards and Procedures for the Evaluation of Temperature and Time-Temperature Indicators.* Technical Manual No. 35, Campden and Chorleywood Food Research Association, Gloucestershire.

Gerba, C.P., Rose, J.B. & Haas, C.N. (1996) Sensitive populations: who is at the greatest risk? *International Journal of Food Microbiology,* **30,** 113-123.

Gering, A., Jewan, C. & Colmer, C. (2012) 'SOPHY' simplifies product development. *Food Science and Technology,* **24**(4), 33-34.

GfK (2009) *Public Attitudes to Food Issues.* A report to the Food Standards Agency. GfK NOP Social Research, London.

Ghosh, S. & Rousseau, D. (2010). Emulsion breakdown in foods and beverages. In: *Chemical Deterioration and Physical Instability of Food and Beverages* (eds. Leif H. Skibsted, Jens Risbo & Mogens L. Andersen), pp. 260-295. Woodhead Publishing Limited, Cambridge.

Giannakourou, M.C. & Taoukis, P.S. (2003) Kinetic modelling of vitamin C loss in frozen green vegetables under variable storage conditions. *Food Chemistry,* **83,** 33-41.

Gibson, A.M., Bratchell, N. & Roberts, T.A. (1987) The effect of sodium chloride and temperature on rate and extent of growth of *Clostridium botulinum* type A in pasteurised pork slurry. *Journal of Applied Bacteriology,* **62,** 479-490.

Gibson, A.M., Bratchell, N. & Roberts, T.A. (1988) Predicting microbial growth: growth responses of salmonellae in a laboratory medium as affected by pH, sodium chloride and storage temperature. *International Journal of Food Microbiology,* **6,** 155-178.

Gilbert, R.J., de Louvois, J., Donovan, T., Little, C., Nye, K., Bibeiro, C.D., Richards, J., Roberts, D. & Bolton, F.J. (2000) Guidelines for the microbiological quality of some ready-to-eat foods sampled at the point of sale. *Communicable Disease and Public Health,* **3**(3), 163-167.

Gill, C.O. (1996) Cold storage temperature fluctuations and predicting microbial growth. *Journal of Food Protection,* **59,** 43-47.

Goddard, M.R. (2000) The storage of thermally processed foods in containers other than cans. In: *Shelf-Life Evaluation of Foods,* 2nd edn (eds. C.M.D. Man & A.A. Jones), pp. 197-210. Aspen Publishers, Gaithersbury.

Gong, S.L., Yang, Y.S., Shen, H., Wang, X.Y., Guo, H.P. & Bai, L. (2011) Meat handling practices in households of Mainland China. *Food Control,* **22,** 749-755.

Goodburn, K. (2000) Legislation. In: *Chilled Foods – A Comprehensive Guide,* 2nd edn (eds. M. Stringer & C. Dennis), pp. 451-473. Woodhead Publishing Limited, Cambridge.

Gordon, M.H. (2010) Effects of food structure and ingredient interactions on antioxidant capacity. In: *Oxidation in Foods and Beverages and Antioxidant Applications* (eds. E.A. Decker, R.J. Elias & D.J. McClements), pp. 321-331. Woodhead Publishing Limited, Cambridge.

Gould, G.W. (1996) Methods of preservation and extension of shelf life. *International Journal of Food Microbiology,* **33,** 51-64.

Gould, G.W. (1999) Sous vide foods: conclusions of an ECFF botulism working party. *Food Control,* **10,** 47-51.

Gram, L., Ravn, L., Rasch, M., Bruhn, J.G., Christensen, A.B. & Givskov, M. (2002) Food Spoilage – interactions between food spoilage bacteria. *International Journal of Food Microbiology,* **78,** 79-97.

Guillén, M.D. & Uriarte, P.S. (2012a) Aldehydes contained in edible oils of a very different nature after prolonged heating at frying temperature: presence of toxic oxygenated α, β unsaturated aldehydes. *Food Chemistry,* **131,** 915-926.

Guillén, M.D. & Uriarte, P.S. (2012b) Simultaneous control of the evolution of the percentage in weight of polar compounds, iodine value, acyl groups proportions and aldehydes concentrations in sunflower oil submitted to frying temperature in an industrial fryer. *Food Control,* **24,** 50-56.

Halliwell, B. (1996) Antioxidants in human health and disease. *Annual Review of Nutrition,* **16,** 33-50.

Hamilton, R.J. (1994) The chemistry of rancidity in foods. In: *Rancidity in Foods,* 3rd edn (eds. J.C. Allen & R.J. Hamilton), pp. 1-21. Blackie Academic & Professional, London.

Hammond, D.A. (2005) Analysis of soft drinks and fruit juices. In: *Chemistry and Technology of Soft Drinks and Fruit Juices,* 2nd edn (ed. P.R. Ashurst), pp. 236-278. Blackwell Publishing Ltd., Oxford.

Hansen, L.T., Røntved, S.D. & Huss, H.H. (1998) Microbiological quality and shelf life of cold smoked salmon from three different processing plants. *Food Microbiology,* **15,** 137-150.

Hargitt, R. (2006) Introduction. In: *Carbonated Soft Drinks. Formulation and Manufacture* (eds. D.P. Steen & P.R. Ashurst), pp. 1-15. Blackwell Publishing Ltd., Oxford.

Hashim, N., Pflanz, M., Regen, C., Janius, R.B., Rahman, R.A., Osman, A., Shitan, M. & Zude, M. (2013) An approach for monitoring the chilling injury appearance in bananas by means of backscattering imaging. *Journal of Food Engineering,* **116,** 28-36.

Hastings Data Loggers (2014) (http://www.hdl.com.au/products/applications/food) (Accessed 11 November 2014).

HMSO (1970) *Measurement of Humidity.* Notes on Applied Science No. 4, Her Majesty' Stationery Office, London.

Holley, R.A. (1997) Impact of slicing hygiene upon shelf life and distribution of spoilage bacteria in vacuum packaged cured meats. *Food Microbiology,* **14,** 201-211.

Hough, G. (2010) *Sensory Shelf Life Estimation of Food Products.* CRC Press, Boca Raton.

Howarth, J.A.K. (2000) Ready-to-eat breakfast cereals. In: *Shelf-Life Evaluation of Foods,* 2nd edn (eds. C.M.D. Man & A.A. Jones), pp. 182-196. Aspen Publishers, Gaithersburg.

Huis in't Veld, J.H.J. (1996) Microbial and biochemical spoilage of foods: an overview. *International Journal of Food Microbiology.* **33,** 1-18.

Hutton, T. (2004) *Food Preservation: An Introduction.* Key Topics in Food Science and Technology, No. 9, Campden and Chorleywood Food Research Association, Gloucestershire.

ICMSF (1988) *Microorganisms in Foods 4 – Application of the Hazard Analysis Critical Control Point (HACCP) System to Ensure Microbiological Safety and Quality.* International Commission on Microbiological Specifications for Foods, Blackwell Scientific, Oxford.

ICMSF (1996) *Microorganisms in Foods 5 – Microbiological Specifications of Food Pathogens.* International Commission on Microbiological Specifications for Foods, Blackie Academic & Professional, London.

ICMSF (1998) *Microorganisms in Foods 6 – Microbial Ecology of Food Commodities.* International Commission on Microbiological Specifications for Foods, Blackie Academic & Professional, London.

IFST (1993) *Shelf Life of Foods – Guidelines for its Determination and Prediction.* Institute of Food Science & Technology, London.

IFST (1998) *Microbiological Food Safety for Children and Vulnerable Groups.* Institute of Food Science and Technology, London.

IFST (1999) *Development and Use of Microbiological Criteria for Foods.* Institute of Food Science and Technology, London.

IFST (2013) *Food and Drink Good Manufacturing Practice – A Guide to its Responsible Management,* 6th edn. Wiley-Blackwell, Chichester.

IFST (2014a) *Cryptosporidium.* Institute of Food Science and Technology, London (http://www. ifst.org/cryptosporidium) (Accessed 30 June 2014).

IFST (2014b) *Foodborne Viral Infections.* Institute of Food Science and Technology, London (http.//www.ifst.org/foodborne-viral-infections) (Accessed 30 June 2014).

IFST (2014c) *Bovine Spongiform Encephalopathy.* Institute of Food Science and Technology, London (http://www.ifst.org/bovine-spongiform-encephalopathy) (Accessed 30 June 2014).

IFT (1981) Sensory evaluation guide for testing food and beverage products. *Food Technology,* **35,** 50-57.

Jackson, R.S. (2011) Shelf life of wine. In: *Food and Beverage Stability and Shelf Life* (eds. D. Kilcast & P. Subramaniam), pp. 540-570. Woodhead Publishing Limited, Cambridge.

Jacxsens, L., Devlieghere, F., Ragaert, P., Vanneste, E. & Debevere, J. (2003) Relation between microbiological quality, metabolite production and sensory quality of equilibrium modified atmosphere packaged fresh-cut produce. *International Journal of Food Microbiology,* **83,** 263-280.

James, S. & James, C. (2008) Raw material selection: meat and poultry. In: *Chilled Foods – A Comprehensive Guide,* 3rd edn (ed. Martyn Brown), pp. 61-82. Woodhead Publishing Limited, Cambridge.

Jevšnik, M., Hlebec, V. & Raspor, P. (2008) Consumers' awareness of food safety from shopping to eating. *Food Control,* **19,** 737-745.

Johnston, D.E. (1994) High pressure – a new dimension to food processing. *Chemistry and Industry,* No. 14, July, 499-501.

Jones, A.A. (2000a) Ambient-stable sauces and pickles. In: *Shelf-Life Evaluation of Foods,* 2nd edn (eds. C.M.D. Man & A.A. Jones), pp. 140-156. Aspen Publishers, Gaithersburg.

Jones, H.P. (2000b) Ambient packaged cakes. In: *Shelf-Life Evaluation of Foods,* 2nd edn (eds. C.M.D. Man & A.A. Jones), pp. 211-226. Aspen Publishers, Gaithersburg.

Jorgensen, B.R., Gibson, D. & Huss, H.H. (1988) Microbiological quality and shelf-life prediction of chilled fish. *International Journal of Food Microbiology,* **6,** 295-307.

Jung, M.Y., Kim, S.K. & Kim, S.Y. (1995) Riboflavin-sensitised photo-oxidation of ascorbic acid: kinetics and amino acid effects. *Food Chemistry,* **53,** 397-403.

Kalichevsky-Dong, M.T. (2000) The glass transition and microbial stability. In: *The Stability and Shelf-Life of Food* (eds. David Kilcast & Persis Subramaniam), pp. 25-54. Woodhead Publishing Limited, Cambridge.

Kanner, J., Ben-Gera, I. & Berman, S. (1980) Nitro-oxide myoglobin as an inhibitor of lipid oxidation. *Lipids,* **15,** 944-948.

Kanner, J., Harel, S., Shagalovich, J. & Berman, S. (1984) Antioxidant effect of nitrite in cured meat products: nitric oxide-iron complexes of low molecular weight. *Journal of Agricultural and Food Chemistry,* **32,** 512-515.

Katsaras, K. & Leistner, L. (1991) Distribution and development of bacterial colonies in fermented sausages. *Biofouling,* **5,** 115-124.

Kilcast, D. (2010) Understanding, detecting and preventing taints in food. In: *Chemical Deterioration and Physical Instability of Food and Beverages* (eds. Leif H. Skibsted, Jens Risbo & Mogens L. Andersen), pp. 349-377. Woodhead Publishing Limited, Cambridge.

Kilcast, D. (2011) Sensory evaluation methods for food shelf life assessment. In: *Food and Beverage Stability and Shelf Life* (eds. D. Kilcast & P. Subramaniam), pp. 350-380. Woodhead Publishing Limited, Cambridge.

Kilcast, D. & Subramaniam, E (eds.) (2000) *The Stability and Shelf-life of Food.* Woodhead Publishing Limited, Cambridge.

Kilcast, D. & Subramaniam, P. (eds.) (2011) *Food and Beverage Stability and Shelf Life.* Woodhead Publishing Limited, Cambridge.

Kim, S.A., Yun, S.J., Lee, S.H., Hwang, I.G. & Rhee, M.S. (2013) Temperature increase of foods in car trunk and the potential hazard for microbial growth. *Food Control,* **29,** 66-70.

Kim, S.K., Jung, M.Y. & Kim, S.Y. (1997) Photodecomposition of aspartame in aqueous solutions. *Food Chemistry,* **59**(2), 273-278.

Knol, J.J., Viklund, G.Å.I., Linssen, J.P.H., Sjöholm, I.M., Skog, K.I. & van Boekel, M.A.J.S. (2009) Kinetic modelling: a tool to predict the formation of acrylamide in potato crisps. *Food Chemistry,* **113,** 103-109.

Kreyenschmidt, J. & Ibald, R. (2012) Modelling shelf life using microbial indicators. In: *Shelf Life Assessment of Food* (ed. M.C. Nicoli), pp. 127-168. Food Preservation Technology Series. CRC Press, Boca Raton.

Kurtzman, C.P. & James, S.A. (2006) *Zygosaccharomyces* and related genera. In: *Food Spoilage Microorganisms* (ed. C. de W. Blackburn), pp. 289-305. Woodhead Publishing Limited, Cambridge.

Labuza, T.P. (1982) *Shelf-Life Dating of Foods.* Food and Nutrition Press, Westport.

Labuza, T.P. & Baisier, W. (1992) The kinetics of nonenzymatic browning. In: *Physical Chemistry of Foods* (eds. H. Schwartzber & R. Hartel), pp. 595-649. Marcel Dekker, New York.

Labuza, T.P. & Hyman, C.R. (1998) Moisture migration and control in multi-domain foods. *Trends in Food Science & Technology,* **9,** 47-55.

Labuza, T.P. & Riboh, D. (1982) Theory and application of Arrhenius kinetics to the prediction and nutrient losses in foods. *Food Technology,* **10,** 66-74.

Labuza, T.P. & Schmidl, M.K. (1985) Accelerated shelf-life testing of foods. *Food Technology,* **9,** 57-62, 64, 134.

Labuza, T.P. & Schmidl, M.K. (1988) Use of sensory data in the shelf life testing of foods: principies and graphical methods for evaluation. *Cereal Foods World,* 33(2), 193-204.

Lawless, H.T. & Heymann, H. (1998) *Sensory Evaluation of Foods, Principies and Practices.* Chapman & Hall, New York.

Lee, S.Y., Guinard, J.X. & Krochta, J.M. (2003) Relating sensory and instrumental data to conduct an accelerated shelf-life testing of whey-protein-coated peanuts. In: *Freshness and Shelf Life of Foods* (eds. K.R. Cadwallader & H. Weenen), pp. 175-187. American Chemical Society, Washington, DC.

Legan, J.D. (2007) Application of models and other quantitative microbiology tools in predictive microbiology. In: *Modelling Microorganisms in Food* (eds. Stanley Brul, Suzanne Van Gerwen & Marcel Zwietering), pp. 82-109. Woodhead Publishing, Cambridge.

Legan, J.D., Stewart, C.M. & Cole, M.B. (2009) Modeling the growth, survival and death of microbial pathogens in foods. In: *Foodborne Pathogens: Hazards, Risk Analysis and Control,* 2nd edn (ed. C. de W. Blackburn), pp. 66-112. Woodhead Publishing Limited, Cambridge.

Leistner, L. (1992) Food preservation by combined methods. *Food Research International,* **25,** 151-158.

Leistner, L. (1999) Combined methods for food preservation. In: *Handbook of Food Preservation* (ed. M. Shafiur Rahman), pp. 457-485. Marcel Dekker, Inc., New York.

Leistner, L. (2000) Minimally processed, ready-to-eat, and ambient-stable meat products. In: *Shelf-Life Evaluation of Foods,* 2nd edn (eds. C.M.D. Man & A.A. Jones) pp. 242-263. Aspen Publishers, Inc., Gaithersburg.

Leistner, L. & Gorris, L.G.M. (1995) Food preservation by hurdle technology. *Trends in Food Science & Technology,* **6,** 41-46.

Le Marc, Y., Huchet, V., Bougeois, C.M., Guyonnet, J.P., Mafart, P. & Thuault, D. (2002) Modelling the growth kinetics of *Listeria* as a function of temperature, pH and organic acid concentration. *International Journal of Food Microbiology,* **73,** 219-237.

Leporq, B., Membré, J.-M., Dervin, C., Buche, P. & Guyonnet, J.P. (2005) The «Sym'Previus» software, a tool to support decisions to the foodstuff safety. *International Journal of Food Microbiology,* **100,** 231-237.

Liao, C.H. (2006) *Pseudomonas* and related genera. In: *Food Spoilage Mi croorganisms* (ed. C. de W. Blackburn), pp. 507-540. Woodhead Publishing Limited, Cambridge.

Liu, C.-G., Xue, C., Lin, Y.-H. & Bai, F.-W. (2013) Redox potential control and applications in microaerobic and anaerobic fermentations. *Biotechnology Advances,* **31,** 257-265.

Liu, G., Xiong, Y.L. & Butterfield, D.A. (2000) Chemical, physical and gel-forming properties of oxidised myofibrils and whey- and soy-protein insolates. *Journal of Food Science,* **65**(5), 811-818.

Lund, M.N. & Baron, C.P. (2010) Protein oxidation in foods and food quality. In: *Chemical Deterioration and Physical Instability of Food and Beverages* (eds. Leif H. Skibsted, Jens Risbo & Mogens L. Andersen), pp. 33-69. Woodhead Publishing Limited, Cambridge.

Magan, N. & Aldred, D. (2006) Managing microbial spoilage in cereal and baking products. In: *Food Spoilage Microorganisms* (ed. C. de W. Blackburn), pp. 194-212. Woodhead Publishing Limited, Cambridge.

Maillard, L.C. (1912) Action des acides aminés sur les sucres; formation des melanoidins par voies méthodique. *Comptes Rendus de l' Académie des Sciences,* **154,** 66-68.

Man, C.M.D. (2000) Potato chips and savory snacks. In: *Shelf-Life Evaluation of Foods* (eds. C.M.D. Man & A.A. Jones), pp. 157-168. Aspen Publishers, Gaitherburg.

Man, C.M.D. (2008) Shelf-life of chilled foods. In: *Chilled Foods – A Comprehensive Guide,* 3rd edn (ed. Martyn Brown), pp. 573-598. Woodhead Publishing Limited, Cambridge.

Man, C.M.D. & Jones, A.A. (eds.) (2000) *Shelf-Life Evaluation of Foods,* 2nd edn. Aspen Publishers, Gaithersburg.

Manios, S.G., Lambert, R.J.W. & Skandamis, P.N. (2014) A generic model for spoilage of acidic emulsified foods: combining physicochemical data, diversity and levels of specific spoilage organisms. *International Journal of Food Microbiology,* **170,** 1-11.

Manzocco, L., Calligaris, S., Mastrocola, D., Nicoli, M.C. & Lerici, C.R. (2001) Review of non-enzymatic browning and antioxidant capacity in processed foods. *Trends in Food Science & Technology,* **11,** 340-346.

Manzocco, L., Calligaris, S. & Nicoli, M.C. (2010) Methods for food shelf life determination and prediction. In: *Oxidation in Foods and Beverages and Antioxidant Applications* (eds. E.A. Decker, R.J. Elias & D.J. McClements), pp. 196-222. Woodhead Publishing Limited, Cambridge.

Manzocco, L., Kravina, G., Calligaris, S. & Nicoli, M.C. (2008) Shelf life modeling of photosensitive food: the case of colored beverages. *Journal of Agricultural and Food Chemistry,* **56,** 5158-5164.

Martinez, M.V. & Whitaker, J.R. (1995) The biochemistry and control of enzymatic browning. *Trends in Food Science & Technology,* **6,** 195-200.

Matthews, A.C. (1995) Managing stability in the beverage industry. Food Technology International Europe, 77-81.

McCann, D., Barrett, A., Cooper, A., Crumpler, D., Dalen, L., Grimshaw, K., Kitchin, E., Lok, K., Porteous, L., Prince, E., Sonuga-Barke, E., Warner, J.O. & Stevenson, J. (2007) Food additives and hyperactive behaviour in 3-year-old and 8/9-year-old children in the community: a randomised, double-blinded, placebo-controlled trial. *Lancet,* **370**(9598): 1560-1567.

McClements, D.J. (2004) *Food Emulsions – Principles, Practices and Techniques.* CRC Press, New York.

McClure, P.J., Blackburn, C. de W., Cole, M.B., Curtis, P.S., Jones, J.E., Legan, J.D., Ogden, ID., Peck, M.W., Roberts, T.A., Sutherland, J.P. & Walker, S.J. (1994) Modelling the growth, survival and death of microorganisms in foods: the UK food micromodel approach. *International Journal of Food Microbiology,* **23,** 265-275.

McDonald, K. & Sun, D.W. (1999) Predictive food microbiology for the meat industry: a review. *International Journal of Food Microbiology,* **52,** 1-27.

McKellar, R.C. & Lu, X. (2003a) Primary models. In: *Modeling Microbial Responses in Food* (eds. Robin C. McKellar & Xuewen Lu), pp. 21-62. CRC Press, New York.

McKellar, R.C. & Lu, X. (2003b) *Modeling Microbial Responses in Food.* CRC Press, New York.

McMeekin, T.A., Mellefont, L.A. & Ross, T. (2007) Predictive microbiology: past, present and future. In: *Modelling Microorganisms in Food* (eds. Stanley Brul, Suzanne Van Gerwen & Marcel Zwietering), pp. 7-21. Woodhead Publishing Limited, Cambridge.

McMeekin, T.A., Olley, J.N., Ross, T. & Ratkowsky, D.A. (1993) *Predictive Microbiology: Theory and Application.* Research Studies Press, Somerset.

McMeekin, T.A. & Ross, T. (1996) Shelf-life prediction: status and future possibilities. *International Journal of Food Microbiology,* **33,** 65-83.

McMeekin, T.A. & Ross, T. (2002) Predictive microbiology: providing a knowledge-based framework for change management. *International Journal of Food Microbiology,* **78,** 133-153.

McMurrough, I., Madigan, D., Kelly, R. & O'Rourke, T. (1999) Haze formation and shelf-life prediction for lager beer. *Food Technology,* **53**(1), 58-62.

Meldrum, R.J., Brocklehurst, T.F., Wilson, D.R. & Wilson, P.D.G. (2003) The effects of cell immobilization, pH and sucrose on the growth of *Listeria monocytogenes* Scott A at 10°C. *Food Microbiology,* **20,** 97-103.

Membré, J.-M. & Lambert, R.J.W. (2008) Application of predictive modelling techniques in industry: from food design up to risk assessment. *International Journal of Food Microbiology,* **128,** 10-15.

Mermelstein, N.H. (1998) High pressure processing begins. *Food Technology,* **52**(6), 104-106.

Mizrahi, S. (2010) Syneresis in food gels and its implications for food quality. In: *Chemical Deterioration and Physical Instability of Food and Beverages* (eds. Leif H. Skibsted, Jens Risbo & Mogens L. Andersen), pp. 324-348. Woodhead Publishing Limited, Cambridge.

Mizrahi, S. (2011) Accelerated shelf life testing of foods. In: *Food and Beverage Stability and Shelf Life* (eds. D. Kilcast & P. Subramaniam), pp. 482-506. Woodhead Publishing Limited, Cambridge.

Mohammed, M. & Brecht, J.K. (2002) Reduction of chilling injury in 'Tommy Atkins' mangoes during ripening. *Scientia Horticulturae,* 95, 297-308.

Mortimore, S. Sr Wallace, C. (2013) *HACCP — A Practical Approach,* 3rd edn. Springer, New York.

Mossel, D.A.A. (1971) Physiological and metabolic attributes of microbial groups associated with foods. *Journal of Applied Bacteriology,* **34,** 95-118.

Mossel, D.A.A., Corry, J.E.L., Struijk, C.B. & Baird, R.M. (1995) *Essentials of the Microbiology of Foods: A Textbook for Advanced Studies,* pp. 175-214. John Wiley & Sons, Ltd., Chichester.

Müller, C. & Hofmann, T. (2007) Quantitative studies on the formation of phenol/2-furfurylthiol conjugates in coffee beverages toward the understanding of the molecular mechanisms of coffee aroma staling. *Journal of Agricultural and Food Chemistry,* **55**(10), 4095-4102.

Nicoli, M.C. (2012) *Shelf Life Assessment of Food.* Food Preservation Technology Series. CRC Press, Boca Raton.

Nielsen, T. & Jägerstad, M. (1994) Flavour scalping by food packaging. *Trends in Food Science & Technology,* **5,** 353-356.

Notermans, S. & in't Veld, P. (1994) Microbiological challenge testing for ensuring safety of food products. *International Journal of Food Microbiology,* **24**(1), 33-39.

Notermans, S., in't Veld, P., Wijtzes, T. & Mead, G.C. (1993) A user's guide to microbial challenge testing for ensuring the safety and stability of food products. *Food Microbiology,* **10**(2), 145-157.

Nursten, H.E. (1981) Recent developments in studies of the Maillard reaction. *Food Chemistry,* **6,** 263-277.

O'Mahony, M. (1986) Sensory Evaluation of Food. *Statistical Methods and Procedures.* Marcel Dekker, New York.

Pacquette, C.L. (1998) *Stability of Selected Water-Soluble Vitamins in Model Systems,* PhD Thesis, London South Bank University, London.

Painter, T.J. (1998) Carbohydrate polymers in food preservation: an integrated view of the Maillard reaction with spedal reference to discoveries of preserved foods in sphagnum-dominated peat bogs. *Carbohydrate Polymer,* **36**(4), 335-347.

Panisello, P.J. & Quantick, P.C. (1998) Hazard analysis critical control point and its implementation: the need for an international microbiological hazard database. *Food Science and Technology Today,* **12**(3), 130-133.

Perez-Locas, C. & Yaylayan, V.A. (2010) The Maillard reaction and food quality deterioration. In: *Chemical Deterioration and Physical Instability of Food and Beverages* (eds. Leif H. Skibsted, Jens Risbo & Mogens L. Andersen), pp. 70-94. Woodhead Publishing Limited, Cambridge.

Pesis, E., Ackerman, M., Ben-Arie, R., Feygenberg, O., Feng, X., Apelbaum, A., Goren, R. & Prusky, D. (2002) Ethylene involvement in chilling injury symptoms of avocado during cold storage. *Postharvest Biology and Technology,* **24,** 171-181.

Petersen, M.A., Tender, D. & Poll, L. (1998) Comparison of normal and accelerated storage of commercial orange juice – changes in flavour and content of volatile compounds. *Food Quality and Preference,* **9,** 43-51.

Pothakos, V., Samapundo, S. & Devlieghere, F. (2012) Total mesophilic counts underestimate in many cases the contamination levels of psychrotrophic lactic acid bacteria (LAB) in chilled stored food products at the end of their shelf-life. *Food Microbiology,* **32,** 437-443.

Rahman, M.S. (1999) Glass transition and other structural changes in foods. In: *Handbook of Food Preservation* (ed. M.S. Rahman), pp. 75-93. Marcel Dekker, New York.

Rahman, M.S. (2006) State diagram of foods: its potential use in food processing and product stability. *Trends in Food Science & Technology,* **17,** 129-141.

Ratkowsky, D.A., Lowry, R.K., McMeekin, T.A., Stokes, A.N. & Chandler, R.E. (1983) Model for bacterial culture growth rate throughout the entire biokinetic temperature range. *Journal of Bacteriology,* **154,** 1222-1226.

Reineccius, G. (2010) Flavor deterioration during food storage. In: *Chemical Deterioration and Physical Instability of Food and Beverages* (eds. Leif H. Skibsted, Jens Risbo & Mogens L. Andersen), pp. 95-112. Woodhead Publishing Limited, Cambridge.

Restuccia, D., Spizzirri, U.G., Parisi, O.I., Cirillo, G., Curcio, M., Lemma, F., Puoci, F., Vinci, G. & Picci, N. (2010) New EU regulation aspects and global market of active and intelligent packaging for food industry applications. *Food Control,* **21,** 1425-1435.

Roberts, T.A. & Gibson, A.M. (1986) Interactions of food components affecting microbial growth. In: *Interactions of Food Components* (eds. G.G. Birch & M.G. Lindley), pp. 131-142. Elsevier Applied Science, Essex.

Robertson, G.L. (ed.) (2010) *Food Packaging and Shelf Life –A Practical Guide.* CRC Press, Boca Raton.

Robins, M., Brocklehurst, T. & Wilson, P. (1994) Food structure and the growth of pathogenic bacteria. Food Technology International Europe, 31-36.

Rodov, V., Ben-Yehoshua, S., Albagli, R. & Fang, D.Q. (1995) Reducing chilling injury and decay of stored citrus fruit by hot water clips. *Postharvest Biology and Technology,* **5,** 119-127.

Rodrigues, C.M.A., Della Lucia, C.M., Azeredo, R.M.C., Cota, A.M., Santana, A.M.C. & Pinheiro-Sant'Ana, H.M. (2010) Control of vitamin C losses in vegetables prepared at a food service. *Food Control,* **21,** 264-271.

Rodríguez-Calleja, J.M., Cruz-Romero, M.C., O'Sullivan, M.G., García-López, M.L. & Kerry, J.P. (2012) High-pressure-based hurdle strategy to extend the shelf-lif e of fresh chicken breast fillets. *Food Control,* **25,** 516-524.

Roig, M.G., Bello, J.F., Rivera, Z.S. & Kennedy, J.F. (1999) Studies on the occurrence of non-enzymatic browning during storage of citrus juice. *Food Research International,* **32,** 609-619.

Roos, Y.H. (2000) Water activity and plasticisation. In: *Food Shelf Life Stability – Chemical, Biochemical and Microbiological Changes* (eds. N.A.M. Eskin & D.S. Robinson), pp. 3-26. CRC Press, Boca Raton.

Rose, S.A. (1987) *Guidelines for Microbiological Challenge Testing.* Technical Manual No. 20, Campden Food & Drink Research Association, Gloucestershire.

Ross, T. & Dalgaard, P. (2003) Secondary models. In: *Modeling Microbial Responses in Food* (eds. Robin C. McKellar & Xuewen Lu), pp. 63-150. CRC Press, New York.

Roudaut, G. & Debeaufort, F. (2010) Moisture loss, gain and migration in foods and its impact on food quality. In: *Chemical Deterioration and Physical Instability of Food and Beverages* (eds. Leif H. Skibsted, Jens Risbo & Mogens L. Andersen), pp. 143-185. Woodhead Publishing Limited, Cambridge.

Sanders, T.A.B. (1994) Nutritional aspects of rancidity. In: *Rancidity in Foods,* 3rd edn (eds. J.C. Allen & R.J. Hamilton), pp. 128-140. Blackie Academic & Professional, London.

Schillinger, U., Holzapfel, W.H. & Björkroth, K.J. (2006) Lactic acid bacteria. In: *Food Spoilage Microorganisms* (ed. C. de W. Blackbum), pp. 541-578. Woodhead Publishing Limited, Cambridge.

Sinell, H.-J. (1995) Control of foodborne infections and intoxications. *International Journal of Food Microbiology,* **25,** 209-217.

Singh, R.P. (2000) Scientific principles of shelf-life evaluation. In: *Shelf-Life Evaluation of Foods,* 2nd edn (eds. C.M.D. Man & A.A. Jones), pp. 3-22. Aspen Publishers, Gaithersburg.

Sizer, C. (2000) Engineering a safer food supply. *Chemistry and Industry,* No. 19, October, 637-640.

Skog, K.I., Johansson, M.A.E. & Jagerstad, M.I. (1998) Carcinogenic heterocyclic amines in model systems and cooked foods: a review on formation, occurrence and intake. *Food Chemical Toxicology,* **36,** 879-896.

Slade, L. & Levine, H. (1991) A food polymer science approach to structure property relationships in aqueous food systems: non-equilibrium behaviour of carbohydrate-water systems. In: *Water Relationships in Food* (eds. H. Levine & L. Slade), pp. 29-102. Plenum Press, New York.

Srinivasan, S. & Hultin, H.O. (1995) Hydroxyl radical modification of fish muscle proteins. *Journal of Food Biochemistry,* **18**(6), 405-425.

Steele, R. (ed.) (2004) *Understanding and Measuring the Shelf-Life of Food.* Woodhead Publishing Limited, Cambridge.

Stone, H. & Sidel, J.L. (2004) *Sensory Evaluation Practices,* 3rd edn. Academic Press, Orlando.

Subramaniam, P. (2011) The stability and shelf life of confectionery products. In: *Food and Beverage Stability and Shelf Life* (eds. D. Kilcast & P. Subramaniam), pp. 716-742. Woodhead Publishing Limited, Cambridge.

Sung, S.-Y., Sin, L.T., Tee, T.-T., Bee, S.-T., Rahmat, A.R., Rahman, W.A.W.A., Tan, A.-C. fr Vikhraman, M. (2013) Antimicrobial agents for food packaging applications. *Trends in Food Science & Technology,* **33**(2), 110-123.

Syrett, D. (2006) Bottle design and manufacture and related packaging. In: *Carbonated Soft Drinks Formulation and Manufacture* (eds. D.P. Steen & P.R. Ashurst), pp. 16-217. Blackwell Publishing Ltd., Oxford.

Taché, J. & Carpentier, B. (2014) Hygiene in the honre kitchen: changes in behaviour and impact of key microbiological hazard control measures. *Food Control,* **35,** 392-400.

Tamplin, M., Baranyi, J. & Paoli, G. (2003) Software programs to increase the utility of predictive microbiology information. In: *Modeling Microbial Responses in Food* (eds. Robin C. McKellar & Xuewen Lu), pp. 233-242. CRC Press, New York.

Taoukis, P.S. (2010) Commercialization of time-temperature integrators for foods. In: *Case Studies in Novel Food Processing Technologies: Innovations in Processing, Packaging and Predictive Modelling* (eds. Christopher J. Doona, Kenneth Kustin & Florence E. Feeherry), pp. 351-366. Woodhead Publishing Limited, Cambridge.

Taoukis, P.S., Labuza, T.P. & Saguy, I.S. (1997) Kinetics of food deterioration and shelf-life prediction. In: *Handbook of Food Engineering Practice* (eds. K.J. Valentas, E. Rotstein & R.P. Singh), pp. 361-403. CRC Press, Boca Raton.

Tareke, E., Rydberg, P., Karlsson, P., Eriksson, S. & Tornqvist, M. (2002) Analysis of acrylamide a carcinogen formed in heated foodstuffs. *Journal of Agricultural and Food Chemistry,* **50,** 4998-5006.

Tatlock, W. (2006) Water treatment. In: *Carbonated Soft Drinks Formulation and Manufacture* (eds. D.P. Steen & P.R. Ashurst), pp. 16-47. Blackwell Publishing Ltd., Oxford.

Torreggiani, D., Lucas, T. & Raoult-Wack, A.-L. (2000) The pre-treatment of fruits and vegetables. In: *Managing Frozen Foods* (ed. Christopher J. Kennedy), pp. 57-80. Woodhead Publishing Limited, Cambridge.

Tsantili, E., Shin, Y., Nock, J.F. & Watkins, C.B. (2010) Antioxidant concentrations during chilling injury development in peaches. *Postharvest Biology and Technology,* **57,** 27-34.

TSO (2000) *The Coffee Extracts and Chicory Extracts (England) Regulations 2000.* SI 2000 No. 3323, TSO, London.

TSO (2001) *The Anti-terrorism, Crime and Security Act 2001 (Chapter 24).* TSO, London.

TSO (2007) *The Quick-frozen Foodstuffs (England) Regulations 2007.* SI 2007 No. 191, TSO, London.

TSO (2012) *The Materials and Articles in Contact with Food (England) Regulations 2012.* SI 2012 No. 2619, TSO, London.

TSO (2013) *The Food Safety and Hygiene (England) Regulations 2013.* SI 2013 No. 2996, TSO, London.

TSO (2014) *The Food Information Regulations 2014.* SI 2014 No. 1855, TSO, London.

Turner, T.A. (1998) *Canmaking – The Technology of Metal Protection and Decoration.* Blackie Academic and Professional, London.

Tuynenburg Muys, G. (1965) Microbiological quality of edible emulsions during manufacture and storage. *Chemistry and Industry,* No. 13, July, 1245-1250.

Tuynenburg Muys, G. (1969) Microbiology of margarine. *Process Biochemistry,* **4,** 31-34.

Tuynenburg Muys, G. (1971) Microbial safety in emulsions. *Process Biochemistry,* **6,** 25-28.

Tyrer, H., Ainsworth, P., Ibanoglu, S. & Bozkurt, H. (2004) Modelling the growth of *Pseudomonas fluorescens* and *Candida sake* in ready-to-eat meals. *Journal of Food Engineering,* **65**(1), 137-143.

Untermann, F. (1998) Microbial hazards in food. *Food Control,* **9**(2-3), 119-126.

Valdramidis, V., Cummins, E. & Celayeta, J.M.F. (2013) Predictive modelling of food quality and safety special issue. *Food Control,* **29**(2), 289-470.

Van Boxstael, S., Devlieghere, F., Berkvens, D., Vermeulen, A. & Uyttendaele, M. (2014) Understanding and attitude regarding the shelf life labels and dates on pre-packed food products by Belgian consumers. *Food Control,* **37,** 85-92.

Van Bree, I., Baetens, J.M., Samapundo, S., Devlieghere, F., Laleman, R., Vandekinderen, I., Noseda, B., Xhaferi, R., De Baets, B. & De Meulenaer, B. (2012) Modelling the degradation kinetics of vitamin C in fruit juice in relation to the initial headspace oxygen concentration. *Food Chemistry,* **134,** 207-214.

Varnam, A.H. & Sutherland, J.P. (1994) *Beverages Technology, Chemistry and Microbiology.* Chapman & Hall, London.

Vermeiren, L., Devlieghere, F., vav Beest, M., de Kruijf, N. & Debevere, J. (1999) Developments in the active packaging of foods. *Trends in Food Science a Technology,* **10,** 77-86.

Voysey, P.A. (2007) *Establishment and Use of Microbiological Criterio – Standards, Specifications and Guidelines – for Food.* Guideline G52, Campden BRI, Gloucestershire.

Voysey, PA., Jewell, K. & Stringer, M. (2007) *Industrial Microbiological Risk Assessment: A Practical Guide.* Campden and Chorleywood Food Research Association, Gloucestershire.

Vuorela, S., Salminen, H., Makela, M., Kivikari, R., Karonen, M. & Heinonen, M. (2005) Effect of plant phenolics on protein and lipid oxidation in cooked pork meat patties. *Journal of Agricultural and Food Chemistry,* **53**(22), 8492-8497.

Walker, J.R.L. & Ferrar, P.H. (1995) The control of enzymic browning in foods. *Chemistry and Industry,* No. 20, October, 836-839.

Walker, S.J. (2000) The principies and practice of shelf-life prediction for microorganisms. In: *Shelf-Life Evaluation of Foods,* 2nd edn (eds. C.M.D. Man & A.A. Jones), pp. 34-41. Aspen Publishers, Gaithersburg.

Walkling-Ribeiro, M., Noci, F., Cronin, D.A., Lyng, J.G. & Morgan D.J. (2009) Shelf life and sensory evaluation of orange juice after exposure to thermosonication and pulsed electric fields. *Food and Bioproducts Processing,* **87,** 102-107.

Wang, C.Y. & Qi, L. (1997) Modified atmosphere packaging alleviates chilling injury in cucumbers. *Postharvest Biology and Technology,* **10,** 195-200.

Wang, K., Shao, X., Gong, Y., Zhu, Y., Wang, H., Zhang, X., Yu, D, Yu, F., Qiu, Z. & Lu, H. (2013) The metabolism of soluble carbohydrates related to chilling injury in peach fruit exponed to cold stress. *Postharvest Biology and Technology,* **86,** 53-61.

Wareing, P. & Davenport, R.R. (2005) Microbiology of soft drinks and fruit juices. In: *Chemistry and Technology of Soft Drinks and Fruit Juices,* 2nd edn (ed. P.R. Ashurst), pp. 279-299. Blackwell Publishing Ltd., Oxford.

White, G.W. & Cakebread, S.H. (1966) The glassy state in certain sugar-containing food products. *Journal of Food Technology,* **1,** 73-82.

Whiting, R.C. (1995) Microbial modelling in foods. *Critical Reviews in Food Science and Nutrition,* 35, 467-494.

Whiting, R.C. & Buchanan, R.L. (1993) A classification of models for predictive microbiology. *Food Microbiology,* **10,** 175-177.

Williams, J.P., Duncan, S.E., Williams, R.C., Mallikarjunan, K., Eigel III, W.N. & O'Keefe, S.E. (2006) Flavor fade in peanuts during short-term storage. *Journal of Food Science,* **71**(3), S265-S269.

Wilson, P.D.G., Brocklehurst, T.F., Arino, S. Thuault, D., Jakobsen, M., Lange, M., Farkas, J., Wimpenny, J.W.T. & Van Impe, J.F. (2002) Modelling microbial growth in structured foods: towards a unified approach. *International Journal of Food Microbiology,* **73,** 275-289.

Wilson, P.D.G. & Hibberd, D.J. (2000) The prediction of pH in complex foods. *Food Science and Technology Today,* **14**(2), 72-75.

Zaritzky, N.E. (2000) Factors affecting the stability of frozen foods. In: *Managing Frozen Foods* (ed. Christopher J. Kennedy), pp. 111-136. Woodhead Publishing Limited, Cambridge.

Índice alfabético